すべての不調は口から始まる

江上一郎
Egami Ich

a pilot o
w

目次

第二章　大人の「口腔トレ」をすぐ実践！——63

第五章　唾液活用で口臭ケアを —— 143

はじめに

「口腔《こうくう》コンプレックス」は克服できる

いま、皆さんの口の中の状態はどうでしょうか。この本を手に取っていただいたということは、何かしらの不安があるのではないでしょうか。

患者さんの例を挙げますと、歯のトラブルでは、「黄ばみがひどい」「歯ぐきがやせてきた」「治療した歯が痛む」「歯にものがはさまる」「歯ぐきから血が出る」「歯の根の膿《うみ》が治らない」など、また、口腔のトラブルでは、「口臭を指摘された」「口のネバネバがひどい」「歯磨き剤がしみる」「検診で歯周病と言われた」「口内炎がよくできる」「舌がんではないか」など、悩みはつきません。

複数のトラブルを持つ方がほとんどですが、「歯医者は嫌い」「歯医者に行くのが面倒」

だと、放置している方も多いのではないでしょうか。これらは実は、悩みというよりは、口の中と歯の「病気」なのです。歯科医院の現場で感じるのは、それらの症状を病気だと認識されていない患者さんがとても多いということです。

「口腔コンプレックス」という言葉は歯科用語にはありませんが、私がそう名付けてこっそり使っています。長年抱える、あるいは中年になって急に増えだす口の中の悩みや病気の総称の意味合いです。それはセルフケアと治療で克服することができるのです。

多くの人が抱える「むし歯」と「歯周病」は、口腔の二大感染症ということをご存知でしょうか。罹患者《りかんしゃ》がとても多いので、患者さんの中でも、これらを感染症だと意識している人はほとんどおられないように感じています。

むし歯とは、口の中で細菌がつくり出した「酸」によって歯が溶かされ、穴が開いてそれが深くなっていく「口腔感染症」のひとつです。口の中で細菌が暴れるのを放置した結果として発症する病気であり、その発症の様子を歯科では「う蝕《しょく》」と表現し、う蝕された歯、つまりむし歯を「う歯《し》」と呼びます。う蝕の原因と過程を理解すると、感染を止めるために自分でケアする方法は、何歳からでも、いくつもあることに気づくでしょう。

また、歯周病は細菌の感染によって発症する炎症性の病気で、むし歯と並んで発症率が高い口腔感染症のひとつです。むし歯が歯の表面の感染症状であるのに対し、歯周病は、歯と歯ぐきの境目から発して、歯の土台の骨（歯槽骨）を溶かし、また体や脳の内部にまで侵入しながらあちこちで炎症をひき起こす病気です。

近年、むし歯や歯周病の口腔感染症が、糖尿病や誤嚥性《ごえんせい》肺炎、動脈硬化による心臓・脳血管障害、骨粗しょう症や関節リウマチ、アルツハイマー型認知症、大腸がん、インフルエンザなど、さまざまな全身疾患の誘因となることが明らかになってきました。

同時に、歯科界の近ごろのトピックスのひとつに、「新薬による歯周組織の再生療法に健康保険が適用されるようになった」という朗報があります。これによってより多くの患者さんの、歯周組織の復活に向けての治療が可能になりました。こうしたことを含め、これから本文で口腔コンプレックスを克服する方法を具体的に述べていきます。

感染症は口で止める

医療の領域は医科と歯科にわかれます。患者さんと話していると、医科で診断されたことは病気ととらえるものの、歯科での診断は病気だとはとらえられにくいと感じます。

ヒトの口から肛門《こうもん》までは消化管という管でつながっています。つまり体の玄関は口です。日ごろは意識することがないかもしれませんが、食べ物や空気、ウイルス、細菌など体内に入るあらゆるものを外界から取り込んでいるのは、口という臓器なのです。そして、脳と口も、毛細血管を通してつながっています。

また、消化管は体の内部にありながら、実は体外の部分だという生物学としての概念があります。「外界である消化管は、ウイルスや細菌の棲《す》み処《か》」とも言われます。本書の制作中には、世界中で新型コロナウイルスの感染が流行して連日のニュースになっています。同ウイルスをはじめ、インフルエンザ、風邪、ノロウイルス、肺炎などの原因となるウイルスや細菌は主に口から入ります。これらの感染を予防するために、手洗い、うがいの励行は常に勧められますが、歯科医の立場から、もうひとつ重要な方法を伝えておきます。

それは、「口腔を清潔にして、唾液の分泌を促すこと」です。

前述のウイルスや細菌は、乾燥した口腔やのどを好み、のどを通過して気管から肺に炎症を波及させること、また歯周病原菌はインフルエンザウイルスが気道の粘膜から細胞へ侵入するのを助けるように働くこともわかっています。つまり、口腔ケアによって「感染症を口で止める」ことが可能になるのです。

ヒトの生物としてのすべての行いは口から始まる――口の中は大きな「腔《くう》」になっていて、この腔のありようこそが、全身の健康状態を決定するのだと私は考えています。歯に食べかすがはさまったまま放置していると、死にいたる病を背負いかねません。そんなおおげさな、と思う方がいらっしゃるかもしれませんが、これは歯学的事実なのです。

では、口腔を健康に保つために重要な働きをするのは何だと思いますか。

それは、「唾液」です。唾液は、歯、歯ぐき、舌、のど、粘膜の活動を有機的に結びつけ、われわれの想像を大きく超える有用な作用をもって24時間働いています。口腔全体が「よい状態」にあると、外界から攻撃をしかけてくる細菌やウイルスに打ち勝つことができます。そのよい状態をつくるのが唾液の作用なのです。

口腔にいつもよい状態であってもらうには、われわれは何をどうすればいいのでしょうか。いまの歯科学の理屈にかなっていて、歯学的根拠にもとづいた自分でできるケアの方法を、唾液と臓器の働き、全身の健康との関連性を見ながら説明していきましょう。

「口腔フローラ」の自己修復を促す

それにあたり、キーワードのひとつとなるのが「口腔（口内）フローラ」です。

数年前から、「腸内細菌叢《そう》」を指す腸内フローラという言葉がよく知られるようになりました。ヒトの腸には1000種1000兆個以上の細菌が棲んでいて、菌種ごとにかたまりとなって腸壁に張り付いている、その様子は品種ごとに並んで咲く花畑（flora）のように見えることから、フローラと呼ばれるようになりました。

この言葉の流行に追随するように、口腔フローラという言葉も知られてきました。こちらは「口腔内常在菌叢」のことを指します。口腔内常在菌叢は、歯科領域では以前からわかっていましたが、こうした言葉が登場したことで一般に広く知られるようになり、関心を持っていただけるようになったと思います。前述の口腔のよい状態とは、フローラが「美しく」存在していることを意味します。口の中に無数に存在する常在菌は、外からやってくる空気、食べ物、飲み物、ウイルス、細菌などのあらゆるものと闘いながら、体と脳によい影響をもたらすために、美しく咲くように働いています。

ただしその様子は、食生活、睡眠、運動、ストレスなどの生活習慣や病気、加齢などによる唾液の分泌量や質のありようによって、日々刻々と変化しています。体調や精神面の好調や不調によって口腔フローラは美しくなったり、美しさを失ったりします。

これまで口の中の悩みは、病原菌を根絶して増殖を抑えることで回復を目指してきました。しかしいまは、殺菌だけではなく、口腔フローラの自己修復を促して多様性をアップすることが、口腔コンプレックスの改善への近道であると考えられています。

体・脳・精神の「フレイル」は口から始まる

一方、歯科の領域ではいま、新しい概念の「オーラルフレイル」の予防が盛んに呼びかけられています。フローラとフレイルで韻がややこしいのですが、意味合いは随分と違って、フレイルとは「虚弱」を表します。口（オーラル）の機能が低下した状態がオーラルフレイルであり、体や脳、精神の虚弱はオーラルから始まるため、まずは口の健康を維持しようという考え方です。「すべての不調は口から始まる」と言われているのです。

重要なのは、口の中の乾燥、むし歯、口臭、着色、歯周病、オーラルフレイルの段階までは、セルフケアと歯科での治療で改善が可能であること、また、これまでは「むし歯を治すところ」と認識されていた歯科医院は、患者さんの口腔フローラの状態を客観的に評価し、継続的に予防や治療、管理ができる機関になっているということです。

私は大阪市北区の地域医療に根づく開業医として、公的医療保険による治療と患者さんのセルフケアの指導に力を入れています。本書でも、治療の紹介では可能な限り保険適用の範囲内での方法を模索、提示していきます。また、先にも少し触れましたが、ここ5、6年でそれまでは先進医療であった治療法や医療機器、薬がいくつか保険適用になったというトピックスがあります。「歯医者が嫌い」とおっしゃる方たちを含めて多くの方にそれらのニュースも知っていただきたく、合わせて紹介していきます。

そして、口腔フローラと宿主の健康的な共生関係を少しでも長く維持するために、体と脳の健康寿命を延ばすために、キーポイントとなる「唾液の働き」を理解していただき、すべてのものの入り口である口の中に注目したケア法を探っていきます。

第一章　口腔ケアのカギは「唾液力」

初期のむし歯は唾液が治す

口の中を清潔に保って口腔フローラを美しく維持するために、また悪化した状態を回復するために欠かせない、「あるもの」があります。

それは、「唾液」です。

「はじめに」で少し触れたように、唾液には外界からヒトの体に入ろうとする空気や飲食物、ウイルスや細菌などあらゆるものを受け止め、害があるものには抵抗するための多くの働きがあります。中でもまず知っておきたいのは、「食事のたびに、初期のむし歯は唾液の作用で無意識のうちに修復されている」ということです。歯科でむし歯の第一歩に分類される「初期むし歯」の段階では、自力で自然に修復してもとの歯に戻すことができているのです。

「むし歯が自然に治る?」とびっくりされる方もいらっしゃるかもしれません。しかし、いまの歯科の標準治療では、初期むし歯の場合は削る必要がなく、患者さんに初期むし歯であることを指摘して、フッ素塗布を施し、セルフケアをアドバイスしたうえでの経過観察となります。

なぜ、むし歯が自力で修復されるのでしょうか。それを解く前に、まずは初期むし歯とはどういう状態かを説明しましょう。

口の中には多種の常在菌が数えきれないほど多く存在しています。その中には、ヒトにとっての病原菌もいます。よく知られるむし歯の病原菌は、「ミュータンス菌」や「ラクトバチラス菌」です。これらは、食事で口の中に入ってきた糖分をエサにして、どんどん増殖します。その際に、ネバネバとしたグルカンという物質を放出し、歯に粘着してさらに多くの菌を呼び込んで集合体になっていきます。これが歯に付着した白い汚れの「歯垢《しこう》（デンタルプラーク）」の正体です。なお、歯科では歯垢を「プラーク」と呼ぶことが多いのですが、当院の患者さんでは「日本語のほうがわかりやすい」とおっしゃる方が大半のため、本書では歯垢で統一します。

歯垢は放っておくと、食事やおやつのたびにその中の菌が糖分を取り込み、分解して「酸」をつくり出します。その酸が、歯の最表面を覆う硬い層の「エナメル質」（23ページの図参照）を溶かしはじめます。溶けているのは、エナメル質の97％を占める成分の「リン酸カルシウム（ハイドロキシアパタイト）」の結晶で、具体的には、「リン酸」と「カルシウム」が唾液の中に溶けている状態です。この状況を「脱灰《だつかい》」と呼びます。これがむし歯の始まりの現象です。脱灰の段階ではまだ歯に穴は開いておらず、あくまで成分が溶け出しただけで、痛みはまったくありません。異変と言えば、歯をよく見ると、「表面の一部の透明度が失われて白く濁っている。白いまだら」の程度ですが、自分では気づきにくいでしょう。

歯科で歯の状態をチェックする際に、「Ｃ1《シーワン》」「Ｃ2《シーツー》」などと言うのを聞いたことがあると思います。それはむし歯の進行度を表す記号で、「ＣＯ《シーオー》（カリエス・オブザベーション）」から「Ｃ4《シーフォー》」までがあります（98ページの図参照）。初期むし歯とは、もっとも軽症の「ＣＯ」の段階です。

脱灰が進むとエナメル質に穴が開いていき、徐々に痛みを伴うむし歯に進みます。「はじめに」で述べた、「う蝕」が起こって進み、「う歯」になった状態です。こうなると、もうもとの歯には戻れません。

口の中は通常、中性に近い弱酸性ですが、食後は菌がつくり出した酸で酸性に傾きます。

歯の構造

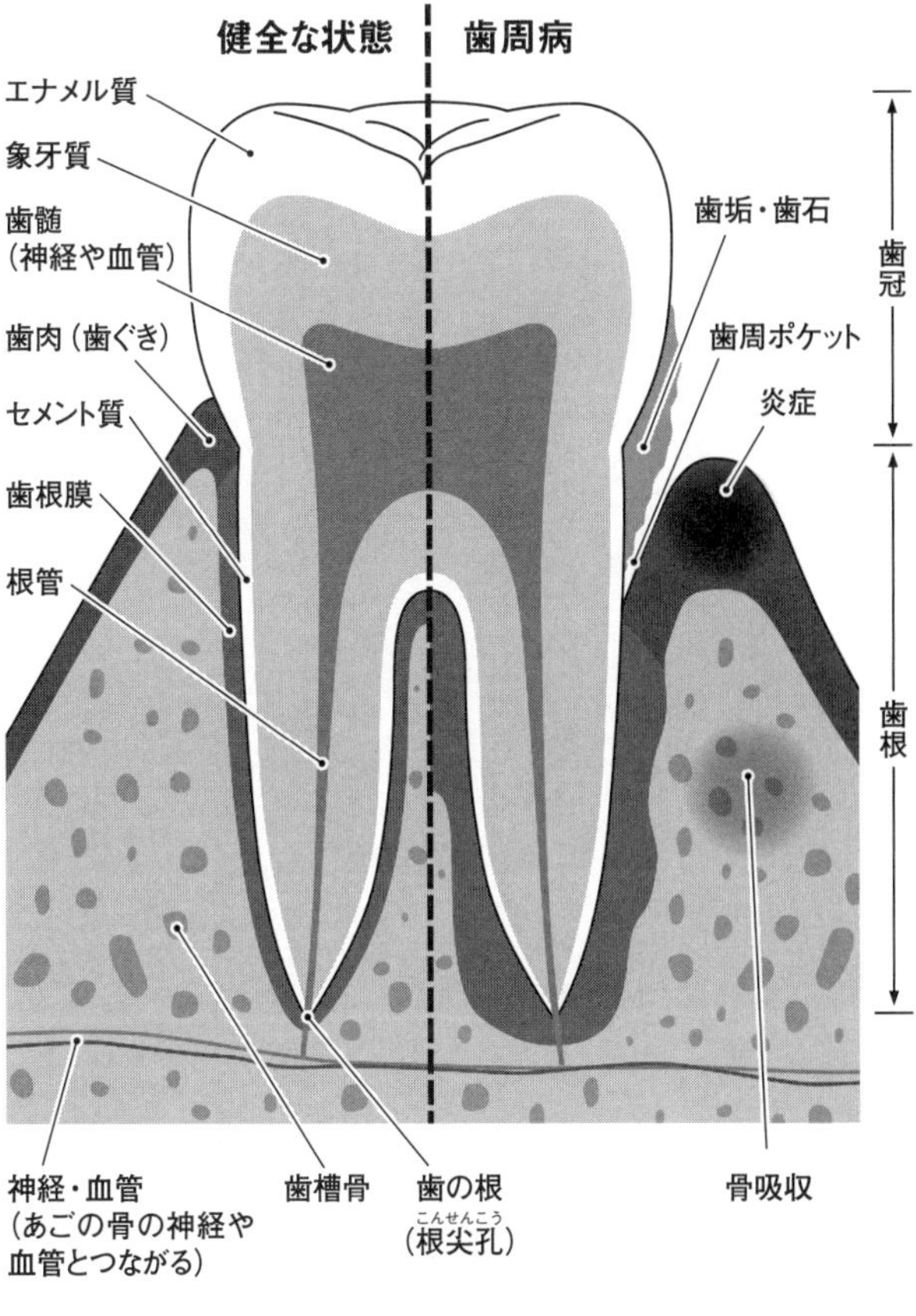
健全な状態
歯周病
エナメル質
象牙質
歯髄
（神経や血管）
歯肉（歯ぐき）
セメント質
歯根膜
根管
歯垢・歯石
歯周ポケット
炎症
歯冠
歯根
神経・血管
（あごの骨の神経や
血管とつながる）
歯槽骨
歯の根
（根尖孔《こんせんこう》）
骨吸収

この酸が悪さを開始するのです。

　このとき、唾液中のミネラルなどの多様な成分が酸に抵抗します。食事中から食後20～40分間ほどは良質な唾液がたくさん分泌されます。その成分が酸を中和し、口の中を中性に戻します。食事をすると、エナメル質からリン酸カルシウムの結晶が溶け出す脱灰が起こり、その直後から、唾液は中和作用によってリン酸カルシウムを歯に再び沈着させるように働くわけです。これを歯の「再石灰化」と呼び、唾液が初期むし歯を修復する作用を指します。口の中が健康な状態であれば、こうして食後約40分～1時間で、歯の表面はもとのように修復されます。エナメル質は一度破損すると自らは再生しないため、再石灰化による修復作用はむし歯を予防するにあたって最重要ポイントとなります。

　食後すぐの脱灰と再石灰化の現象は、歯磨きなどの口腔ケアを「いつどのようにしてすればいいのか」を理解するカギとなります。具体的なケア法は第二章で紹介しますが、それには唾液の力が欠かせないことを本書の冒頭にあたって強調しておきます。

脱灰と再石灰化

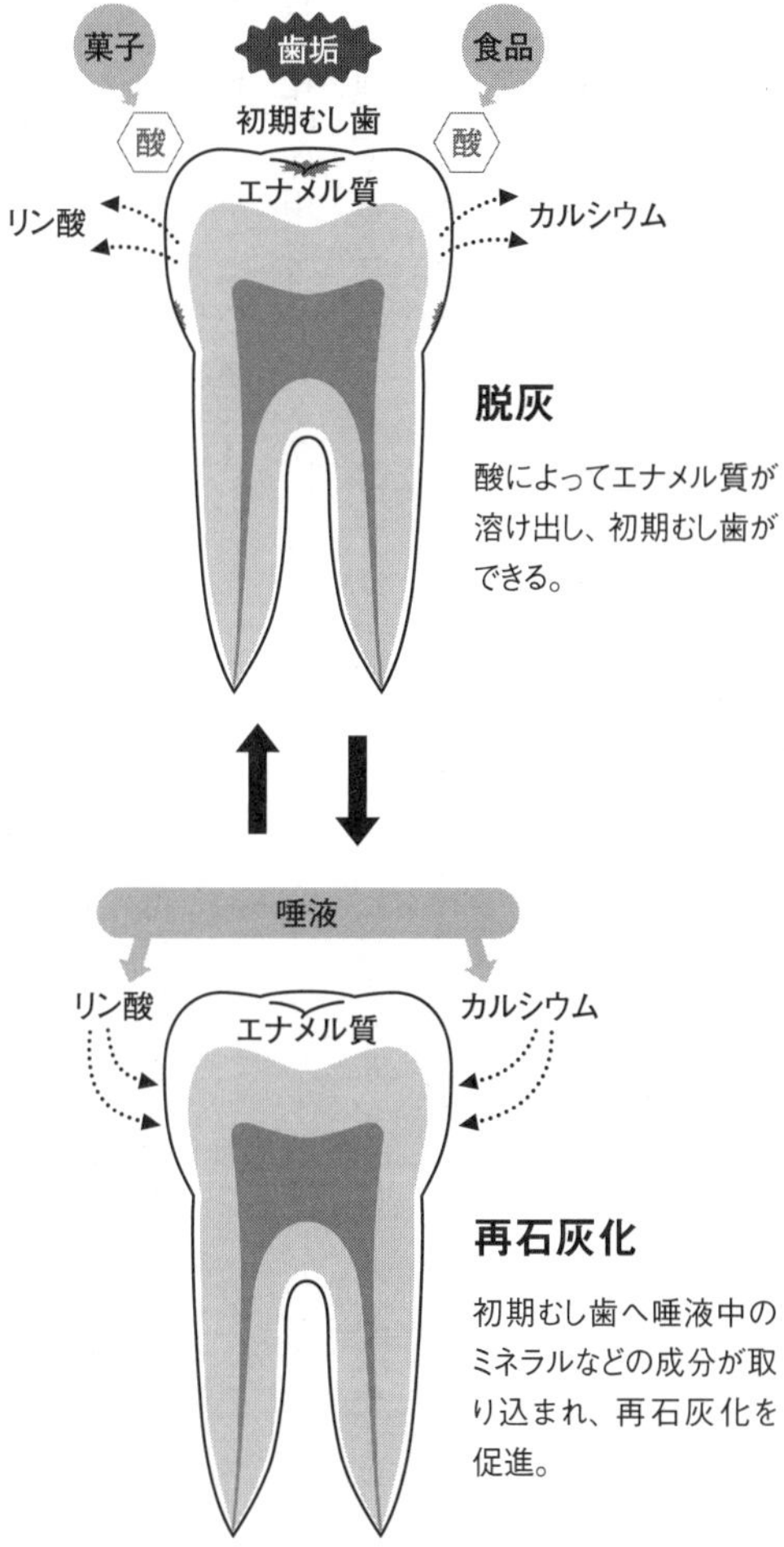
菓子
歯垢
食品
酸
初期むし歯
酸
エナメル質
リン酸
カルシウム
脱灰
酸によってエナメル質が溶け出し、初期むし歯ができる。
唾液
リン酸
カルシウム
エナメル質
再石灰化
初期むし歯へ唾液中のミネラルなどの成分が取り込まれ、再石灰化を促進。

消化・洗浄・抗菌・嚥下《えんげ》・消臭……唾液の多様な働き

脱灰と再石灰化のバランスが保たれていれば、酸によるう蝕は起こらず、むし歯にはなりません。しかし、唾液が少ない、「酸性のドリンクや食品」（第四章参照）ばかりを飲食する、細菌が増えているなどで口腔環境が乱れると、再石灰化より脱灰のほうが優勢になり、むし歯に発展していきます。

再石灰化の作用とは、ヒトが生まれながらに持っている免疫であり、日ごろのケアや生活習慣で強化することができます。むし歯にならないためのポイントは、再石灰化を促す唾液の分泌量を増やすこと、中和能力などの質をよくすることにあります。

次に理解したいことは、「唾液の多様な働き」についてです。

唾液とは、唾液腺から口腔内に分泌される無色、無味、無臭の体液の総称です。その99％以上が水分で、残りの約1％に消化、抗菌、免疫などに関わる成分を含みます。唾液中には水やイオン（電解質）などの低分子物質と、多種のタンパク質成分である高分子物質が含まれます。健康な場合は1日に1〜1・5Lほどが分泌されています。

先ほど、唾液は酸性に傾いた口腔を中性に戻すと述べました。歯のエナメル質が溶け出す臨界点はpH《ペーハー》5・5です。pHとは水溶液の性質を表す単位で、水素イオンの濃度で表します。通常0〜14で示し、pH7を中性として、これより低い数値を酸性、高い数値をアルカリ性と呼びます。唾液はpH7・2で中性です。

多岐にわたる唾液の働きのうち、むし歯と歯周病（第七章参照）の予防で重要なことは、唾液は口腔のpHをコントロールしているということです。口の中がpH7より低くなる、つまり酸性に傾くにつれて口腔フローラは乱れ、多くの弊害をもたらすようになります。しかし唾液の働きで中性に戻ると、先に述べた再石灰化の作用が働きます。

唾液のこの働きを「唾液の緩衝能（緩衝作用）」と呼びます。

また、唾液には口の中を洗う「洗浄作用」と、乾燥から守る「保湿作用」もあります。口の中が渇くと、のどが痛み、腫れ、風邪をひく人も多いでしょう。それはつまり、日ごろは唾液がヒトの病原菌となる細菌やウイルスを口の中に寄せつけないように、また体内に侵入させないように口の中を「湿潤」にさせていることにほかなりません。

同時に唾液は、抗菌、殺菌の役割をも果たしています。動物は体に傷ができると自ら傷をなめます。それに私の世代では子どものころ、軽いすり傷や切り傷なら、親に「つばをつけておけば治る」とよく言われました。その真偽はともかくとして、唾液には口腔炎など傷やケガを改善する「粘膜修復作用」や「抗菌・殺菌作用」があるのです。

さらに、唾液には、体にとってよいと思われる食べ物を取り入れるための「味覚を助ける」という役割もあります。そして、食べ物を目で見て口に入れるとサラサラの唾液が分泌されて食べ物が湿り、粘膜と舌、のどを潤して「咀嚼《そしゃく》」と「嚥下」を促す働きがあります。嚥下とは、噛《か》んだ食べ物を取りまとめてのどの奥へゴクンと飲みこみ、食道から胃へ送る働きのことを言います。嚥下に障害が出ると、口腔やのど、気管、気管支、肺の病気の原因となることが近ごろとくに注目されており、それについては第七章で詳しく伝えます。逆に、よいと思って食べた食事や服用した薬でも、体にとって不必要と思われる成分があると、唾液中に「排泄《はいせつ》」させる働きも持っています。

そして、唾液には「消化を促す」という重要な働きがあります。唾液には消化酵素のアミラーゼ（プチアリン）が含まれていて、歯が食べ物を砕くと同時に、食物中のデンプン

（炭水化物）を麦芽糖に分解しています。

患者さんの悩みでとても多い口臭についても、唾液にはその原因となる細菌を取り除く「消臭」作用があります。口臭については第五章で詳述しましょう。

唾液の各作用はそれぞれ相互にも影響し合い、ヒトの日常生活を健康に保つために全身にとって大きな役割を果たしています。ここで、唾液の作用、成分、働きをまとめておきます。

・再石灰化（歯の修復・抗脱灰）作用…ハイドロキシアパタイト

歯から溶け出したリン酸やカルシウムを、再び歯に沈着させる。

・緩衝作用…重炭酸塩・リン酸塩

口腔の酸を中和し、pHを中性にしてむし歯を予防する。

・洗浄作用…水分

歯の表面や舌の上、粘膜に付着した汚れを洗い流す。

・抗菌・殺菌作用…リゾチーム・ペルオキシダーゼ・ラクトフェリン・ヒスタチン・分泌

型免疫グロブリンA（SIgA）
細菌やウイルスが増えるのを抑え、口から入るそれらに対抗する。
・味覚作用…ガスチン
食べ物に含まれる物質と溶け合い、舌の「味蕾《みらい》」という味を感じる組織に届ける。唾液に溶ける物質でなければ味覚は発現しない。
・粘膜保護・潤滑作用…水分・ムチン・プロリンリッチプロテイン
粘膜に付着して乾燥を防いで保湿し、咀嚼や会話を円滑にしてケガや傷を防ぐ。
・嚥下作用…ムチン
消化、咀嚼した食べ物を、潤いで飲みこみやすくする。
・粘膜修復作用…ヒスタチン・上皮成長因子（EGF）・神経成長因子（NGF）
粘膜の創傷を治す。
・消化作用…アミラーゼ（ジアスターゼ、プチアリン）・リパーゼ
唾液に含まれるこれらの消化酵素が食べ物を消化する。
・消臭作用…リゾチーム

サラサラの唾液は口臭の原因となる細菌を閉じ込めて胃に送り、においを防ぐ。

・排泄作用…血中濃度が高くなった薬物、化学物質など

異物を体から排除する。

・発がん性・変異原性抑制作用…ペルオキシダーゼ・カタラーゼ

活性酸素の活動を抑止し、炎症による細胞傷害を抑制する。

唾液が減るとどうなるか

唾液の役割を理解したところで、唾液の分泌量が減るとどうなるのかを考えてみましょう。前項の唾液の作用が得られずに、逆のことが起こるわけですが、日常でそう意識をしなくても、口の中にちょっとした違和感や不快感を覚えることはありませんか。口が渇く、食べ物が飲みこみづらい、むせやすい、口臭がきつい、ネバネバする、のどが痛いなど、誰しもあることでしょう。それらは、何らかの理由で唾液が減少しているサインです。

なぜなのかわからないままに、そういった不調が慢性的に続くと、むし歯、舌痛、口内炎、口臭、味覚の感受性の低下、咀嚼障害、嚥下障害、会話困難、誤嚥性肺炎など、口腔の病気の直接的な原因になっていきます。

さらに、洗浄や抗菌・殺菌作用が低下するため、歯垢が蓄積して歯周病をまねきます。歯周病が進むと、歯を失う、菌が血管から体内に入って風邪やインフルエンザ、肺炎、糖尿病、認知症などの病気の引き金になります。結びつきが想像しにくい病気もあるかもしれません。これらの体への弊害についても、第七章の歯周病原菌との関係で詳述します。

また、脱灰から再石灰化がされず、酸で溶けた状態の歯を「酸蝕歯《さんしょくし》」と言います。酸蝕歯は、むし歯、歯周病に次いで多い、「第3の歯科疾患」と言われていて、近ごろ、子どもや若い世代から高齢者まで多く見られる症状として注意喚起がされています。むし歯とも歯周病ともメカニズムが異なり、口腔が酸にひたされることによって、歯の表面全体でエナメル質が溶けていき、歯が小さくなります。むし歯の場合は歯の一部からむしばまれていきますが、酸蝕歯では歯のエナメル質が全体的に溶けるので、色目、形、質が変性し、食べ物がしみるようになります。これについては第四章で詳述します。

ここでは、唾液の減少は口の中の不調から、やがては全身をむしばむ病気に発展するということを覚えておいてください。

理想は赤ちゃんのよだれ

では、唾液の分泌量が減る理由を考えましょう。次の要因が挙げられます。

- 加齢
- 疲労
- ストレス
- 憂うつ、イライラ
- 緊張、興奮
- 栄養不足
- 睡眠不足
- 口呼吸
- 会話が少ない
- くいしばり

・食事の量や回数が少ない
・喫煙
・唾液腺の炎症
・ほかの病気の薬の副作用
・口腔乾燥症（ドライマウス）、シェーグレン症候群など口腔の病気
・糖尿病など口腔以外の病気
・放射線治療

なぜこういったことで唾液が減るのでしょうか。唾液の実態を知ると、その理由が明らかになってきます。

唾液は「唾液腺」で産生されて口腔に分泌されます。唾液腺は、「耳下腺《じかせん》」（耳の下側にある）、「舌下腺《ぜつかせん》」（舌のつけ根の奥のほうにある）、「顎下腺《がつかせん》」（下あごの奥のほうにある）という3つの大唾液腺と、口腔の粘膜のあちこちに分布する「口唇腺《こうしんせん》」「舌腺《ぜつせん》」「頬腺《きようせん》」「口蓋腺《こうがいせん》」「臼歯腺《きゆうしせん》」という小唾液腺に分類されます。

三大唾液腺はわかりやすい位置にあり（36ページの図参照）、第二章で紹介する、自分でできる唾液の分泌ケアにも関係するので注目してください。

唾液が実際に出ている瞬間を目にすることはありませんが、唾液はこれらの唾液腺から、それぞれに延びる「導管」を通過して、舌の裏側のつけ根付近（37ページの図参照）と、上の奥歯付近の頬粘膜の小さな穴（開口部）から口腔に分泌されます。

唾液はその性質から、耳下腺でつくられる「サラサラタイプ（漿液性《しょうえきせい》）」と、舌下腺でつくられる「ネバネバタイプ（粘液性）」、顎下腺からつくられるその両方が混在するタイプに大きくわかれます。

サラサラタイプは水分とイオン、消化酵素のアミラーゼを多く含み、ネバネバタイプは糖とタンパク質の複合体で粘膜を保護するムチンを含みます。ムチンとは、唾液のほか、胃液や腸液、涙に含まれる粘性物質の総称です。ムコスタという胃炎・胃潰瘍治療の内服薬が広く知られていますが、これは胃でムチンを増加させる作用があるものです。また、ドライアイの治療として、点眼剤にも応用されています。

三大唾液腺から分泌されるサラサラタイプとネバネバタイプの唾液はどちらも必要です

三大唾液腺

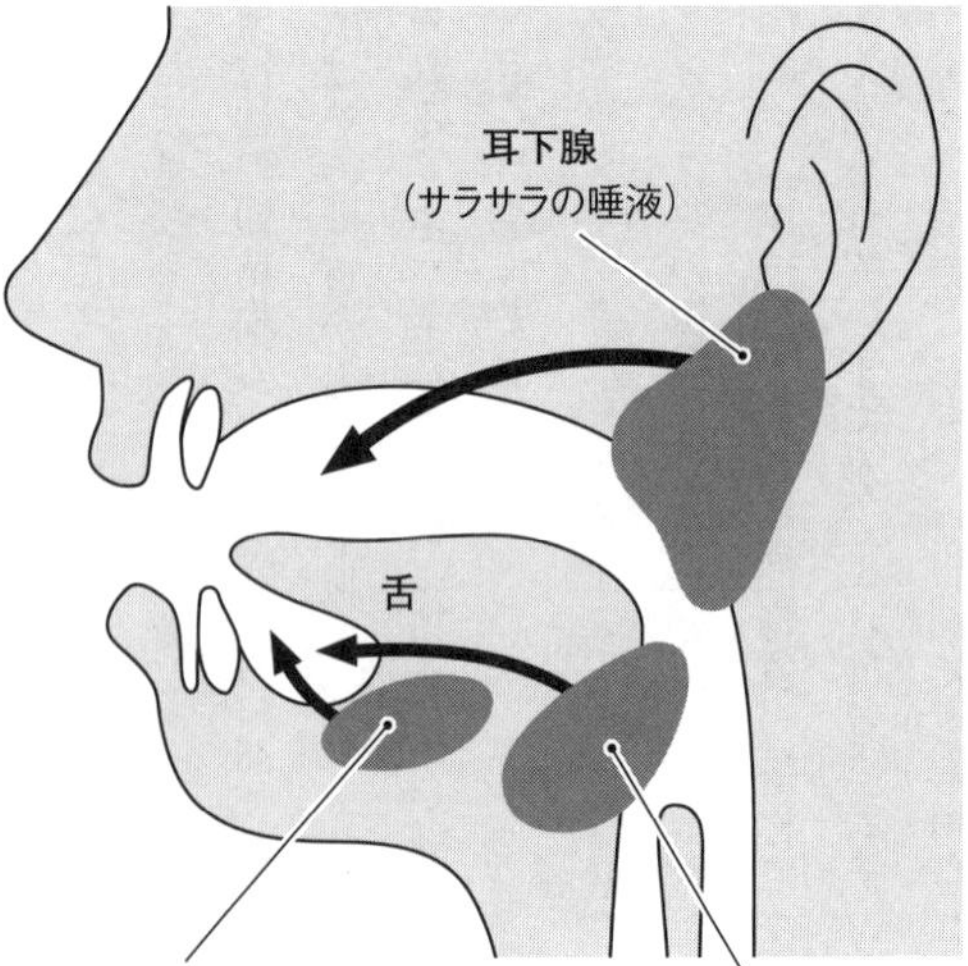

が、「適切にその役割を果たしながら働いている場合は、サラサラした状態」になります。これは口腔と心身の健康維持を探るにあたって、ひとつのポイントとなります。

赤ちゃんの口を思い起こしてください。赤ちゃんの口からは、サラサラで濁りがない透明の唾液がたくさん分泌されています。これは、歯がなくても食物を消化吸収し、口から入ろうとする体に悪い細菌を防ぐほか、これまでに述べた唾液の多種多様な

唾液の分泌例

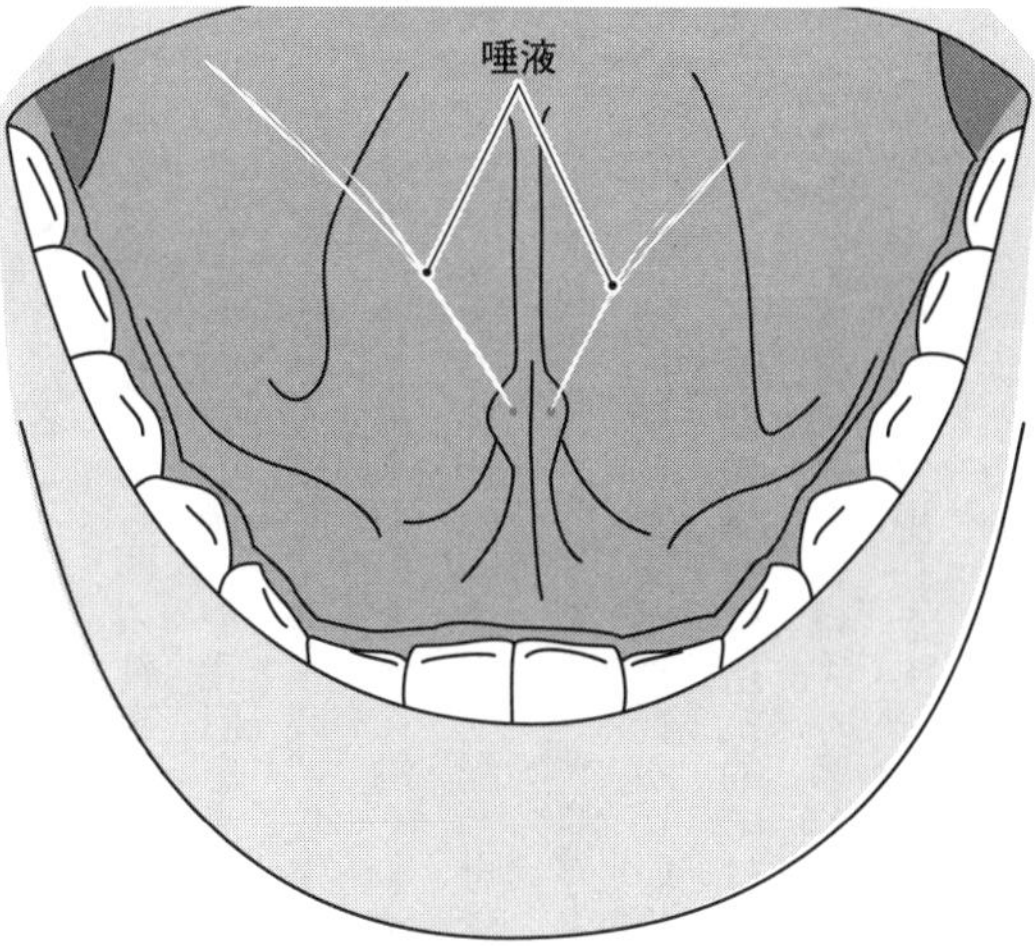

舌の裏側、口の底とつながる筋《すじ》にある唾液腺の開口部などから唾液が分泌される。

作用が働いている状態です。歯科、口腔外科だけではなく、医科の観点からも、赤ちゃんのよだれこそが唾液分泌の理想と言えるでしょう。

唾液が減る理由は自律神経・加齢・疲労

そのような働きがある唾液も、残念ながら加齢とともに分泌量は減り、ネバネバタイプの比率が増えていきます。また、子どもでも若い人でも、誰しも緊張度が高いときやストレスがあるときには唾液の分泌が激減します。その理由は、唾液腺からの唾液の分泌は「自律神経」がコントロールしていることによります。

自律神経とは近ごろ、あらゆる健康情報で耳にすると思います。心拍や呼吸、血圧、発汗、体温、消化など内臓の働きや代謝を当人の意思とは関係なく、自動的に調節する神経です。活動的なときや興奮時、緊張時、攻撃的な気分のときに働く「交感神経」と、ゆったり気分、リラックスモードのときに働く「副交感神経」の2種があります。

唾液の分泌は両方の神経の「二重支配」を受けていて、主に脳の延髄という部位にある「唾液核」からの副交感神経の刺激で調節をしています。多くの内臓器官は自律神経の二重支配のうち、交感神経と副交感神経が互いに反対の作用を及ぼす「拮抗性《きっこうせい》支配」を受けています。しかし、唾液の場合は拮抗的ではなく、副交感神経優位のときにはサラサラタイプが、交感神経優位のときにはネバネバタイプの唾液が分泌されます。これを両方の神経が「促通的」に働くと表現します。

具体的には、食べ物が口の中に入り、物理的（硬いなど）や化学的（酸っぱいなど）な刺激を受けると知覚神経に伝わり、情報が脳に伝達されて唾液が出ます。副交感神経が優位のときには水分がメインの漿液性のサラサラタイプが多量に分泌され、交感神経が優位のときには成分の密度が濃くなるように水分が減ってネバネバタイプが分泌されます。疲労やストレスを感じている、緊張度や興奮度が高い、憂うつ感や不安感が強い、栄養不足や睡眠不足などのときには交感神経が優位になるため、ムチンを含む粘液性のネバネバタイプが分泌されて、口の中が強烈に渇くように感じるわけです。視点を逆にすると、口の中がネバネバする、渇きが続くことが慢性的になっている場合は、交感神経が優位の時間が長いと考えられ、疲労やストレス、メンタルの不調、食事や睡眠など生活習慣に問題があるサインという見方もありえます。

また、疲労やストレスの度合いを客観的に診断するにあたり、医学でも、唾液中の「ヒトヘルペスウイルス6（HHV—6）」の量を調べる評価法が知られています。このウイルスは、疲労がたまって体の免疫力が低下するなどで宿主が危機的な状況になると、「この体はもう役に立たない」と見切りをつけてほかの宿主に乗り移るために活性化し、唾液中に増加します。よって、唾液中のこのウイルス量を測定すると、ウイルスに見捨てられるほどの疲れが体にたまっているかどうかが判明すると報告されています。

一方、笑うことで免疫力がアップするという報告も複数あり、第五章で触れますが、「笑うと唾液が増えるか」といった医学的調査も進められ、笑いをケアとして介護の現場に取り入れる施設や自治体、総合病院も増えています。

このように、唾液の分泌量や質の具合は心身の状態を如実に表すことが、歯科、医科ともにわかっているわけです。誰しも経験があるように、重要な会議や面談、講演などをするときは緊張で交感神経が優位になって唾液の量は減ります。しかし、緊張の場面が終わる、帰宅してくつろぐなどすると、副交感神経が働いてサラサラの唾液が増えるという具合です。

「唾液フローラ」は概日リズムと連動する

唾液の成分を「唾液フローラ」と呼ぶことがありますが、早稲田大学と東京大学の共同研究グループが2017年4月に、「世界初・唾液フローラの概日リズム（サーカディアンリズム）を発見」という報告をしています。「ヒトの体内時計と連動して唾液中の細菌も24時間のリズムを刻む」とのことで、「ストレスや健康状態の評価、肥満・糖尿病やがんなどの生活習慣病の発症リスクを高めるといわれている体内時計の乱れやこれらの病気の診断法の開発、健康増進に役立つ生活習慣の改善等への応用が期待されます」としています。

これまで見てきたように唾液の働きを考えると、唾液の状態が口腔フローラに影響を及ぼし、心身の病気で体内時計が乱れると、唾液にもその状態が伝わるわけです。唾液の分泌量や質は、その人の生活、仕事、環境、体や精神のありように応じて、増えたり減ったり、またフローラが良好だったり悪化したりと、日々刻々と変化しているのです。

「ドライマウス」は口腔が激しく乾燥する病気

口腔環境にとって問題となるのは、何らかの理由で唾液の量が減る、質が悪化することであるとおわかりいただけたと思います。ここでひとつ、唾液が出ないと悩む患者さんがとても多い、口の乾燥トラブルについて述べておきます。

唾液は食事をしたり、口腔の運動をしたりすると分泌量が増えます。これを「刺激時唾液」と呼びます。一方、日常生活で歯や口腔、咽頭の粘膜を湿らせて保護するために、自律神経の調整によって常に一定量のサラサラの唾液が出ています。これを「安静時唾液」と言います。1日の大半はこれによって口腔が湿潤にされています。

しかしながら、原因は明確ではないままに、刺激時も安静時も、いつも唾液がサラサラにならず、口の中がカラカラでとてもつらいという人がいます。これが問題であり、この症状を「口腔乾燥症」、いわゆる「ドライマウス」と呼びます。この病名を耳にしたことがある人は多いと思いますが、ドライマウスとは、口が渇きやすいという生理現象や一時的な症状ではなく、口渇によって日常生活や仕事に支障を来たす、ほかの病気を合併するほどにつらい口腔の疾患を指します。

問診で苦しさを訴えられるのは具体的に、「味を感じないから食事も生活もおっくう」「飲みこみづらいから食べられない」「口内炎が頻発する。複数できていつも痛い」「口臭が強くて人に会いたくない」「むし歯が治らない」「歯周病が悪化するばかりだ」ということです。さらに、風邪やインフルエンザなどの感染症や、高齢でなくても誤嚥をまねかないかと心配する場合もあります。

ドライマウスの主な原因は、疲労とストレスの蓄積です。患者さんは初診時では、自分のストレスや疲労に気づいておらず、問診を重ねるにつれてその原因に思いあたるケースが多くあります。また、当院では口臭外来を開設しており、患者さんの統計をとると、口臭の80~85%はドライマウスが原因となっています。

ドライマウスは現在、対症療法の人工唾液スプレーや口腔粘膜保湿剤入りのジェルなど以外は有効な薬がないため、口腔マッサージなど唾液の分泌を促すケアと、何よりもまずはストレスを取り除いて疲労を回復すること、睡眠や食事、運動などの生活習慣の見直しの指導となります。心因性が強い場合は、心療内科や精神科を紹介することもあります。

なお、激しい口腔乾燥の原因には、「シェーグレン症候群」があります。これは唾液腺や涙腺などの外分泌腺に慢性的に炎症が生じ、唾液や涙の分泌が低下する自己免疫性疾患で、ほかの膠原病《こうげんびょう》と合併する場合もあります。

さらに過度の飲酒や喫煙、また、脱水症、下痢、糖尿病、尿崩症、心不全、腎機能不全、貧血、甲状腺機能亢進症《こうしんしょう》などの疾患、服用している薬の副作用が原因の場合もあるため、患者さんの現在の疾患、既往歴、服用薬なども問診します。

薬の副作用に関しては、市販の鎮痛薬や風邪薬、抗うつ薬、花粉症・ハウスダストの抗アレルギー薬、鼻水・鼻づまりをとめるとうたう薬などを服用して、口が渇く経験をした人も多いでしょう。「鼻炎対策の薬を飲むと鼻水はとまったけど、目も口の中も渇いて大変です」と訴える患者さんは多いのです。鼻水をすぐにとめるとうたう薬の場合、血管収縮剤など体内の「腺」からの分泌を抑える成分が含まれています。ドライマウスなどほかの病気でない場合は、その薬の服用をやめると正常に戻るでしょう。

いずれにしろ、口腔の乾燥が1週間以上続く、生活や仕事にさしつかえる、これは普通ではないなと感じた場合は、歯科か心療内科、精神科、またはかかりつけの内科を早めに受診してください。

口内炎を早く治す方法とは

口腔のトラブルで、唾液の分泌量が低下することで悪化しやすいものに、口内炎があります。「口内炎が口の中に3つもできて、食事はもちろん、話すのも痛い」と嘆く患者さんは少なくありません。自然に治るのを待つしかないと数日間耐えている人、また市販のビタミン剤や塗り薬を試しては一向に改善しないと感じる人は多いのではないでしょうか。

口内炎は若い人にも多く、「自分は口内炎ができやすいタイプかも」という人もいます。治療に際して、口の中が乾燥しやすい人、皮膚が弱い人、また疲れているとき、風邪をひいているとき、ダイエットをしているとき、何らかの薬を飲んでいるときはできやすい傾向にあると見ています。つまり、口内炎は唾液の分泌に大きく関わる口腔トラブルのひとつと言えます。

医学的には「口腔粘膜疾患」と言い、口腔粘膜の上皮に何らかの刺激が加わってはがれや傷が起こる炎症をまとめて口内炎と呼んでいます。できやすい場所は、頬や唇の内側、舌のふちです。

一般に多く見られるのは、舌や口の中の粘膜に直径2~10㎜程度の灰白色のくぼみができて痛みがある「アフタ性口内炎」と呼ぶ種類です。次に、傷口から細菌が入って赤く腫れる、あるいは白くなって痛む「カタル（単純）性口内炎」と呼ぶ種類があります。

両方とも、通常は5~10日ほどで治りますが、ひどくなると周囲が赤くなって熱を持つようになり、複数できると常時痛み、食事や会話もできないほど重症になることがあります。

原因は、アフタ性の場合は、「ストレスや睡眠不足」「心身の疲れ」「風邪」「栄養バランスの偏りによるビタミンB群の不足」「食べ過ぎ飲み過ぎで胃腸不調」などによる免疫力の低下、ドライマウスなどが挙げられます。

カタル性は頰の内側や唇、舌先にできやすい傷、ケガが原因です。「食事や会話時に、歯で舌や唇を嚙んだ」「歯のかぶせや、欠けた歯のとんがった部分が粘膜にあたる」「魚の骨が刺さる」「入れ歯がひっかかる」などです。

また、ウイルスや細菌の感染や、ほかの病気の薬の副作用などが原因のこともあります。ウイルス性の口内炎には、口唇ヘルペスなどのヘルペスウイルス感染による「ヘルペス性口内炎」、カビの一種のカンジダの増殖による「カンジダ性口内炎（口腔カンジダ症）」、以前は子どもに多いとされながら数年前からは大人にも発症例が増えている、コクサッキーウイルスによる「手足口病」などがあり、いずれも、小さな水疱《すいほう》が口の中にいくつもできるという特徴があります。手足口病の場合は、口だけではなく、手のひらと足の裏にも水疱が広がります。

口の中の粘膜は、普段は正常な唾液の流れによって傷害から守られているため、乾燥す

口内炎

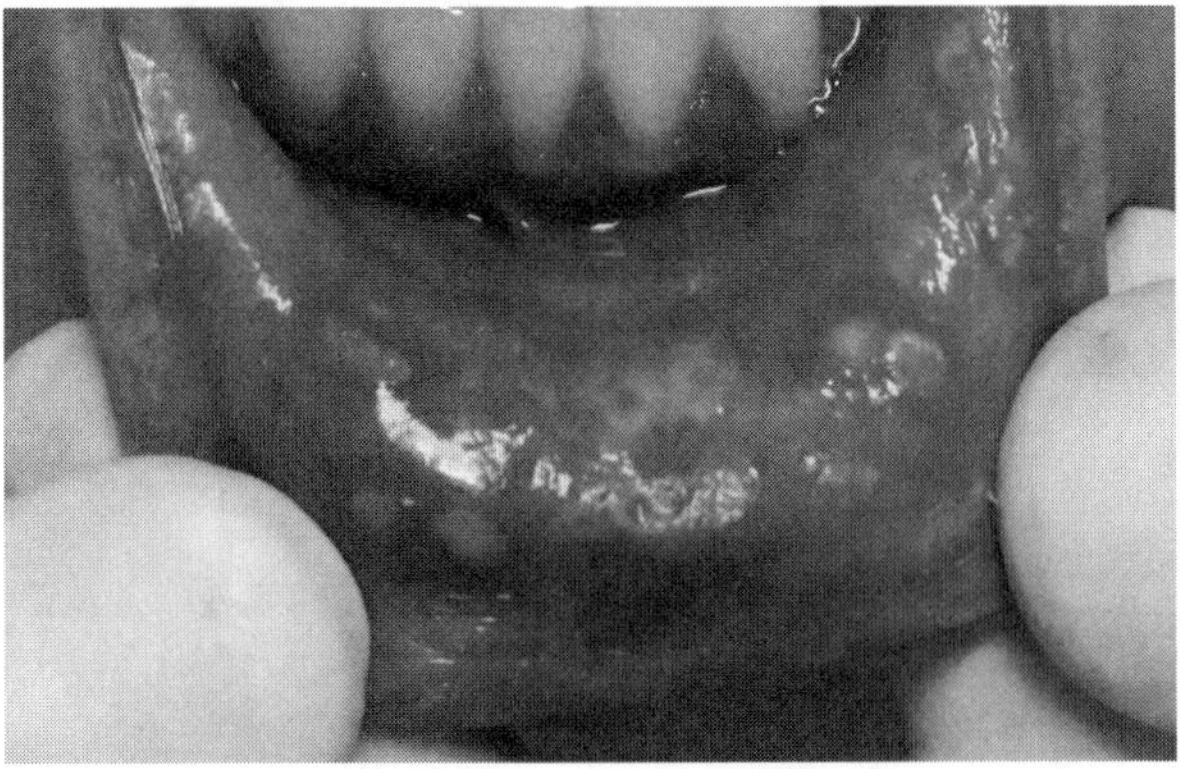

29歳女性。口唇内側に、10ほどの口内炎を同時に発症。風邪、高熱、気力の低下による免疫力低下が原因と思われるケース。　画像：江上歯科

ることであらゆる原因の口内炎にかかりやすくなります。

ここで、口内炎を早く治すコツをお教えしましょう。それは、衛生状態がよい口腔環境で分泌される「清潔な唾液を塗ること」です。

口の中を噛んですぐの初期ではまだ、白いくぼみや赤い炎症が大きくなるほどには悪化していません。粘膜に傷や小さな炎症ができたと気づいたらすぐに、その傷口に舌先で唾液を塗ってください。この「唾液ケア」では痛みはほぼないので、何度でもくり返し行ってください。

唾液の殺菌、抗菌、洗浄作用を利用しま

す。舌の縁など、舌先が届かない場所なら、口全体をうまく動かして、そこに唾液がたまるようにして工夫してください。

同時に、「歯磨きを適切に行う」（第四章参照）＋「殺菌作用があって発泡剤（合成界面活性剤）を含まず、ノンアルコールの洗口剤で口をすすぐ」（第四章）、または「うがい薬でうがいをする」「舌苔《ぜったい》ケアをする」（第五章）などで口の中を清潔に保ちます。

予防には、口腔の乾燥を避けるために唾液の分泌を意識すること、口の中を清潔に保つこと、合わせて、栄養のバランスがよい食生活、水分を十分にとること、充実した睡眠でストレスをためないことが重要です。

口内炎は不潔だからできる？　ビタミンBで改善する？

口内炎が悪化した場合の歯科での治療は、うがい薬の「含嗽剤《がんそうざい》」や、ステロイドを含有した塗り薬や貼り薬、噴霧剤から患者さんの状態を見て処方します。含嗽剤は、市販薬にもあるイソジンやアズレンといった殺菌または消毒効果があるタイプです。塗り薬、貼り薬、噴霧剤も同成分のものが市販されています。いずれにしろ、含嗽剤で殺菌消毒をしてから塗り薬、貼り薬、噴霧剤のいずれかを使うと効果的です。

「塗り薬はあまり効かない」という声も聞きますが、それは塗り方に問題があると考えられます。まずは歯磨きやうがいをして口内を清潔にしてから塗り薬を少量塗る、これを1日に4～5回くり返すと2、3日で効果が現れます。なお、皮膚のケガでも塗り薬を塗って治癒まで数日を要するのと同じで、薬を塗ったからといってすぐに口内炎が消えるわけではありません。即効性を求めると効果が小さいと感じることもあるでしょう。

患者さんからしばしば、「口内炎ができるのは口の中が不潔だからですか？」と尋ねられますが、不潔だからというよりも、「体の不調によって唾液の分泌や免疫力が低下するので細菌が増殖しやすい」と考えるのが適切です。口内炎はもともとできものや傷であり、顔や体に傷ができたときに細菌が付着すると悪化していくのと同じ理由です。

また、「ビタミンB_2を服用すると治る？」とも聞かれます。アフタ性口内炎で、栄養バランスをくずしてビタミンが不足したことが原因であれば、ビタミン剤の服用で改善が期待できます。ただし、舌や唇を噛んだなどの傷が原因のカタル性口内炎であれば、ビタミン剤を飲んでも効果はありません。まず、口内炎ができたら、その原因をよく考えるようにしましょう。

「口内炎を上からさらに噛んで、とても痛い。同じ箇所に何度もできる」と悩む人もいます。それは歯並びや噛み合わせの関係で、食事やふとしたときに同じ場所を噛んでいるケースが大半です。痛みも精神的苦痛も大きいでしょう。すぐに歯科医を受診して、どこにどう、くり返しできるのかを伝えてください。噛み合わせの検査をして、違和感がある歯を少し削るだけで再発がとまるでしょう。

口内炎は、唾液量が減っていること、細菌が増加していること、噛み合わせの不具合など口の中にトラブルがあることを知らせるサインです。口腔環境を改善する機会と考えましょう。

ただし、複数の口内炎が次々とできる、10日以上改善せずに水がしみるなど症状が重いときは、食べ物、金属、薬の刺激が原因となってアレルギー反応を起こす「アレルギー性口内炎」や、口腔がんなど、違う病気が隠れている場合があります。早めに歯科もしくは内科を受診しましょう。

なお、近ごろ、「口内炎なのか舌がんなのか」と患者さんから問われることが増えました。舌がんについては第八章で詳述します。

口腔乾燥をまねく「口呼吸」はNG、「鼻呼吸」を

もうひとつ特筆しておきたいのは、口の中の乾燥の原因として歯科、医科を問わずに着目されている「口呼吸」についてです。口から息を吸って口から吐く口呼吸の人は子どもに多いと言われてきました。しかし、実は世代を問わずに約80％いるという調査報告があります。

寝ているときだけではなく、デスクワーク中やテレビを見ているとき、スマートフォンの操作中でも、無意識に口が開いて口で呼吸をしていることはありませんか。口呼吸が癖になると、口の中がどんどん乾燥して唾液の作用が働かなくなり、これまで述べたように、またこれから紹介するようにむし歯、歯周病、風邪、インフルエンザ、肺炎などの感染症、口臭、のどの乾燥、誤嚥、いびき、二重あごなどのトラブルをまねく可能性が高くなります。

ヒトは生物学的には、鼻で呼吸をするようにできています。口呼吸をしていると口腔か

ら水分が蒸発して口やのどが乾燥するので、その弊害は、これまでに述べた唾液の分泌量や質が低下して起こる多くの症状と同様になります。

また、寝ているときに口がぽかんと開くと、必然的に口呼吸になります。口を閉じているときに比べると、舌のつけ根が重力で落ち込み、空気の通り道である気道の入り口が狭くなります。そこを呼吸によって空気が通るため、振動や摩擦が起こって音が響き、いびきになります。もし、いびきが途中でとまることをくり返す場合は、睡眠中に呼吸がとまる「睡眠時無呼吸症候群（ＳＡＳ）」の可能性もあるので、医療機関の受診が必要です。この病気で受診した場合、必ず口呼吸を改善するように指導されます。

鼻で呼吸をするほうが口を閉じることになって舌の落ち込みが軽くなり、また、鼻から直接気道に空気が通るため、音の響きがなくなります。それに、鼻の粘膜では日常的に、細菌やウイルス、ホコリ、花粉などを取り除こうとする防御機能が働いています。鼻から吸った空気は鼻腔《びくう》で温められて加湿されたうえで肺に届くため、口呼吸に比べて風邪やインフルエンザ、気管支炎、肺炎などの呼吸器感染症にかかりにくくなります。

口呼吸になる原因は、日常的な姿勢の習慣や、口のまわりの口輪筋と舌の筋肉の衰えで舌の位置が落ち込んでいて口が開くからだと考えられます。猫背や立てひざなどの姿勢で前のめりになってスマホを凝視していると、口輪筋やあご、のどの筋力は低下し、口呼吸をまねきます。

さらに、普段から口を開けたままゲームや歩きスマホなどに夢中になり、口呼吸をしていると、舌につながる首の筋肉の顎舌骨筋《がくぜつこつきん》が萎縮して噛む力が弱まり、噛み合わせが悪くなって口が開きにくい顎関節症になる可能性が高くなります。また、首の筋肉がたるんで二重あごになりやすく、口元のほうれい線も深くなります。口呼吸は、健康面、美容面ともにいいことはなにもありません。

舌ポジションをセルフチェック

ここで、自分が口呼吸をしているかどうかのセルフチェック法を紹介しましょう。

まず、口を閉じて自分の口の中に意識を向け、舌の位置を確認してください。このとき、舌の先はどこにあるでしょうか。

「舌の先が前歯の裏にあたっている」「上と下の奥歯がずっとあたっている」場合は、口呼吸をしている可能性が高くなります。次に、鏡の前で「あかんべー」をして舌を突き出し、舌の様子を見ましょう。「舌の周囲に波のような歯型（圧痕）がついている」場合も同様です。

舌の適切なポジションは、口を軽く閉じたときに、舌先が上あごの真ん中にある「スポット（上あごの前歯の少し後ろのふくらみ）」にあたり、その奥の少しへこんだ場所に舌がすっぽりとおさまっている状態です。すると、上下の奥歯同士はあたりません。これは舌や口のまわりの筋肉の圧が安定していて、鼻で呼吸ができている状態です。

舌の先が上の前歯にあたる、下の前歯の裏にあたる、どこにもあたらない場合は、舌の筋肉の力が低下しています。

このとき、上下の奥歯同士があたっていない状態であることもチェックポイントのひとつです。就寝時やパソコン、スマホの操作中などに、無意識のうちに「上下の歯が触れる（歯科用語でＴＣＨ）」「食いしばる（クレンチング）」「歯ぎしり（ブラキシズム）」が多くなり、歯の劣化、むし歯、歯周病の原因になります。

また、チェック方法として、自分のいびきの様子をパートナーや家族に聞いてみる、あ

適切な舌のポジション

○ 正しい位置。

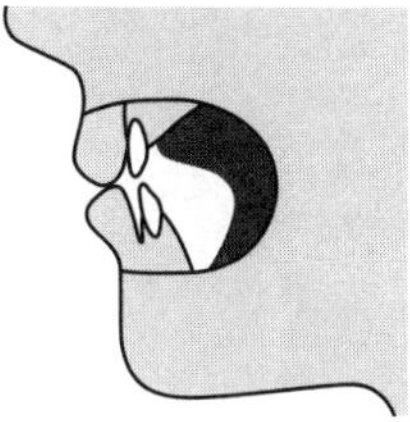

△ 舌と上あごの間にすき間ができている。舌の筋肉の力が低下している。

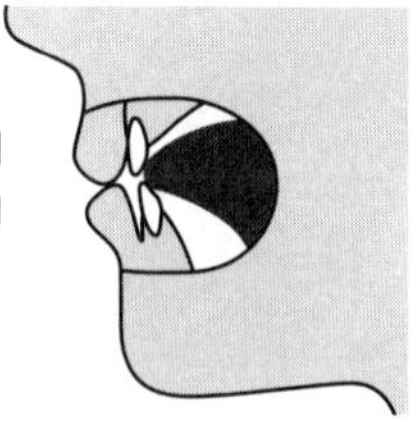

× 舌が下がりすぎている。舌の筋肉の力がかなり低下している。

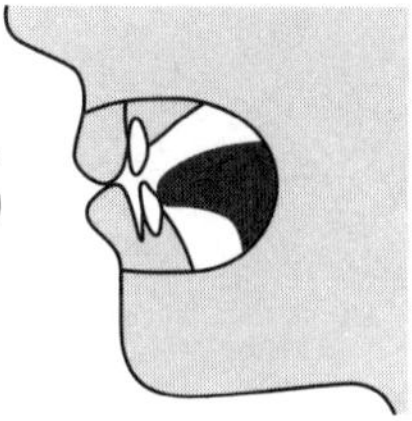

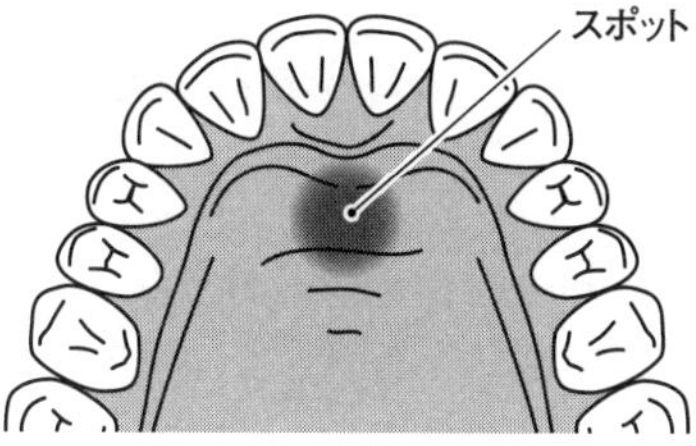

上あごの前歯の少し後ろにある、ふくらんだところを「スポット」と呼ぶ。口を閉じたとき、舌の先がスポットに接していて、舌全体が上あごにぴたりと触れているのがよい。

睡眠時の呼吸

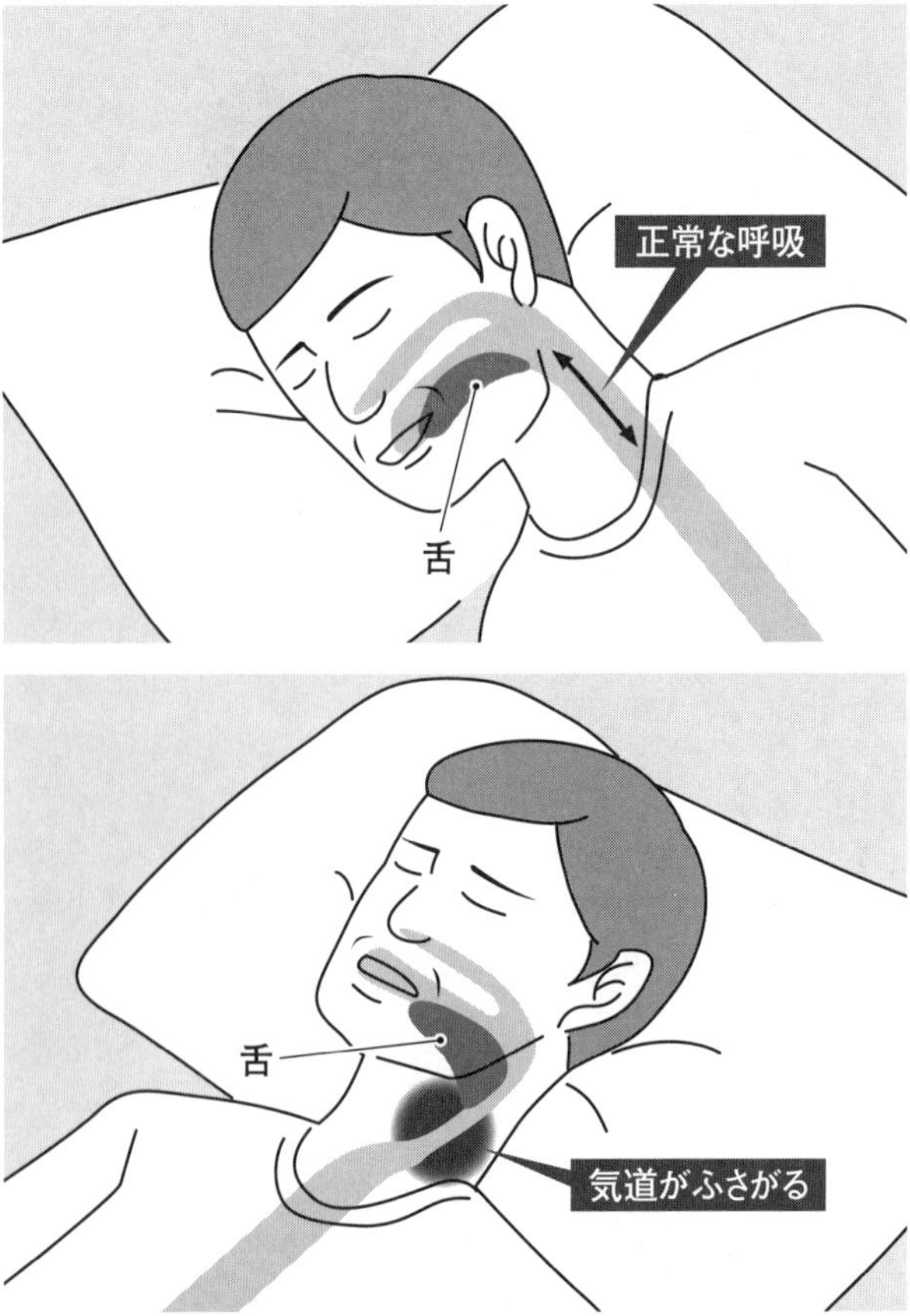

（上）横向きで寝ると、舌の落ち込みが少なく、気道がふさがりにくい。
（下）上向きで寝ると、舌が重力でのどのほうに落ち込み、気道がふさがれていびきや睡眠時無呼吸をまねく。

「口閉じテープ」を利用

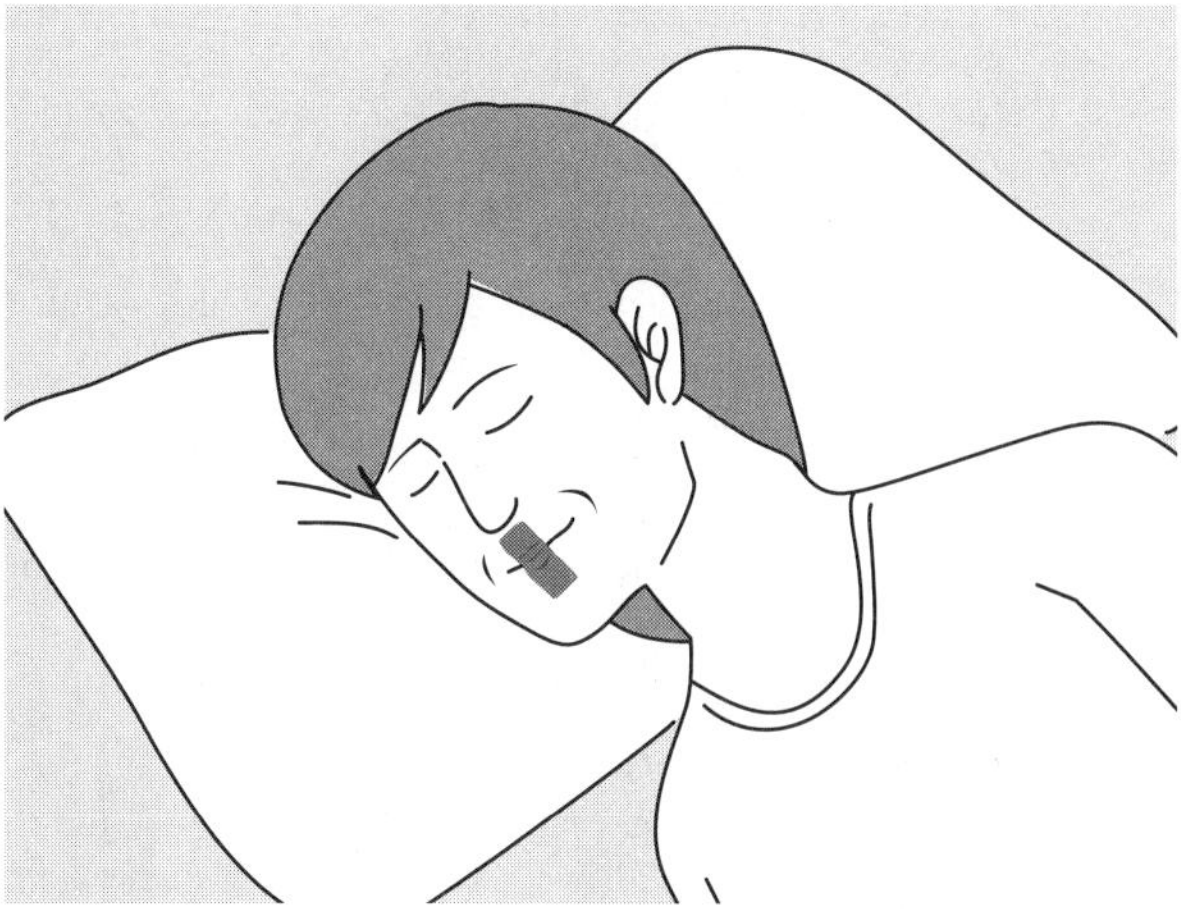

市販の口閉じテープを利用すると、口呼吸、口腔乾燥を防ぐことができる。むし歯、歯周病、風邪、インフルエンザ、肺炎などの感染症予防になることも。

るいはいびきの状態がわかるスマホの無料アプリを利用して確認するのもいいでしょう。睡眠時に口呼吸をしているかどうかの予測がつきます。

　鼻呼吸を実践するには、舌ポジションと呼吸法への意識を高めることはもちろん、睡眠時の口呼吸やいびきを軽減するために、まずは枕の高さを見直してください。

枕が高すぎると、睡眠時に首が曲がって気道（空気の通り道）がつぶれやすくなり、いびきの原因になります。低めの枕やバスタオルを重ねて使用する、また、横向きで寝ると舌の落ち込みが防げるので、横向き用の枕を試してみるのもよいでしょう（56ページの図参照）。横向きで寝る場合は枕が低いと肩が痛むこともあるので、専用の枕を選んでください。

また、唇の中央に貼る「口閉じテープ」を利用するのもよい方法です（57ページの図参照）。これも多種類が市販されており、粘着力が弱い紙テープや、マスキングテープでも代用ができます。眠っている間にテープがはがれる場合は、テープをV字やX字に貼るとよいでしょう。

なお、歯科医院での治療の選択肢のひとつとして、就寝時に口が開かないようにする、上あごと下あごの一体型マウスピースもあります。健康保険が適用され、3割負担の場合で約8000円です。

そして日ごろから、舌と口輪筋の運動が必要です。日本歯科医師会や総合病院、介護施設、自治体などが推奨する「あいうべ体操」があります。71ページの図を参照して実践してください。

歯科医院で5分で唾液検査ができるようになった

唾液の重要性について述べてきましたが、ここで、歯科医院では患者さんの唾液の状態についてどう検査しているのかを紹介しましょう。

ここ2、3年で、「はじめに」で説明したオーラルフレイルの予防として「唾液検査」を導入する歯科医院が増えています。患者さんの唾液を採取して含有する成分を測定、分析して口腔の健康度を客観的に測る方法で、検査キットを使います。以前から複数のメーカーが開発していますが、いずれも採取した唾液を検査機関に郵送して結果が届くまでに数日を要するものでした。その後2016年に、「5分で測定できる検査システム」の「SMT（Salivary Multi Test＝サリバリーマルチテスト）」という検査キットを生活用品メーカーのライオンが開発したのを機に、歯科医院ですぐに患者さんにアドバイスができるようになり、多くの医院で導入が加速しました。当院もこれを用いています。

検査方法は簡便です。患者さんは、専用の洗口用の水を3㎖ほど口に含んで、約10秒間、口の中全体に行き渡るようにくちゅくちゅと口をすすいでから紙コップに吐き出します。それをスポイトで試験紙に落とし、検査機器にセットすると測定がスタートし、5分で結果を示すシートが出力されます。検査項目は次の7つで、それぞれ3段階で判定します。歯に関する「むし歯菌」「酸性度」「緩衝能」と、歯ぐきに関する「潜血」「白血球」「タンパク質」、口腔の清潔度、口臭に関係する「アンモニア」で、グラフと表で示されます（61ページの図参照）。

「むし歯菌」が多いと、歯の表面に歯垢が付着しやすくなります。「酸性度」が高いと口腔は酸性になっていてエナメル質が溶けやすくなります（脱灰）。「緩衝能」は前述の通り、口腔の「酸」を中和する機能で、それが弱いと、やはりエナメル質が溶けやすくなります。いずれも、むし歯になりやすいかどうかがわかります。

次に、「潜血」が多いと歯周病の進行度が高いこと、「白血球」と「タンパク質」が多いと、歯と歯ぐきの間で細菌や歯垢が増加していて歯周病になりやすいことを表します。また、「アンモニア」が多いと、細菌が多いこと、それが口臭の原因になっていることがわかります。

このように唾液の状態が「見える化」できるようになったことで、説明を受けた患者さんは、「歯磨きを適切にしよう」といった予防意識が高まります。また、次の定期検診時

SMTの結果表

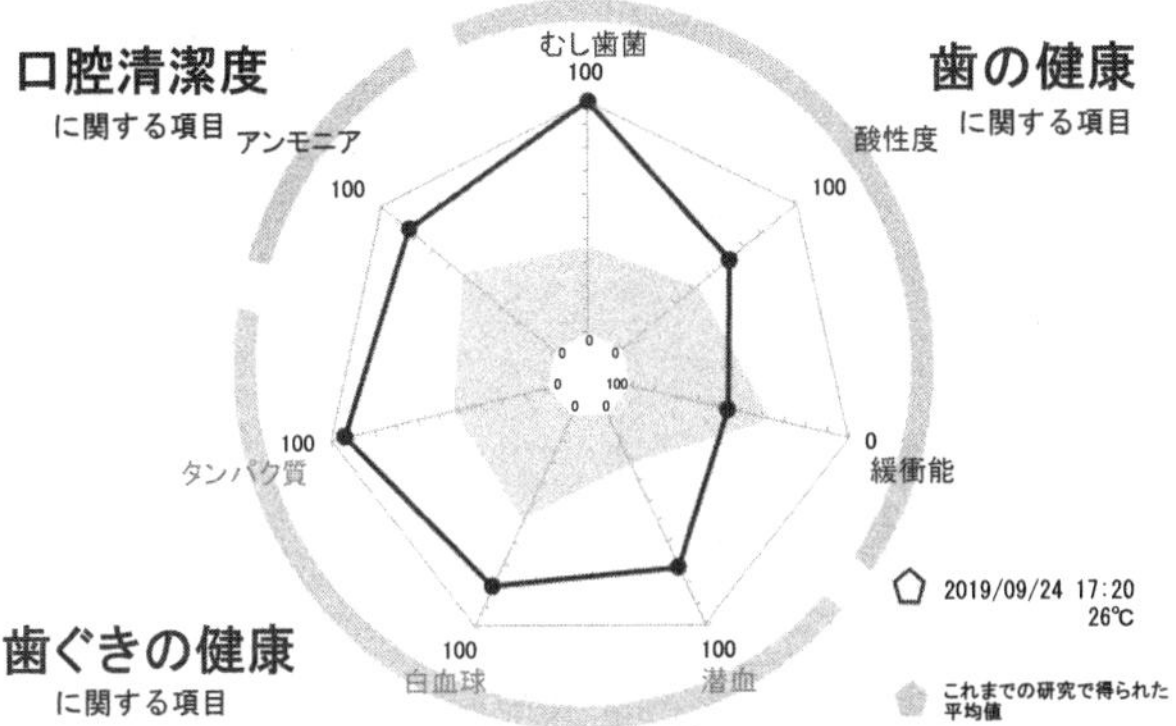

※グラフの見方： 7角形が小さいほど、お口の健康状態が良いことを示しています。
測定結果は、唾液を試験紙に滴下した際の色調を百分率で示しています。（実際の菌数や濃度などではありません）

歯の健康 に関する項目	むし歯菌	100	多め 平均値：37	むし歯菌数が多いと、むし歯になりやすいことが知られています。
	酸性度	61	高め 平均値：43	唾液の酸性度が高いと、むし歯になりやすいことが知られています。
	緩衝能	56	強め 平均値：36	緩衝能（酸に対する抵抗力）が弱いと、むし歯になりやすいことが知られています。
歯ぐきの健康 に関する項目	潜血	72	多め 平均値：22	歯肉の炎症、傷、口腔粘膜のできものなどがあると、唾液中の潜血が多くなることが知られています。
	白血球	81	多め 平均値：49	歯肉に炎症があると、唾液中の白血球が多くなることが知られています。
	タンパク質	94	多め 平均値：43	歯周病の原因菌が多く、歯肉に炎症があると、唾液中のタンパク質が多くなることが知られています。
口腔清潔度 に関する項目	アンモニア	84	多め 平均値：53	口腔内の細菌総数が多いと、唾液中のアンモニアが多くなり、口臭などの原因になることが知られています。

総合コメント	歯科医院での「プロケア」と自分で行う「セルフケア」は、予防歯科の「車の両輪」です。両方のケアをしっかり実践し、生涯を通じて歯とお口の健康を守っていきましょう。

医院名 江上歯科　　医師名 江上一郎

唾液に含まれる様々な成分は、お口の健康状態を反映しています。唾液は、歯や歯ぐきの健康を示すことが知られていますが、これらを診断できるものではありません。

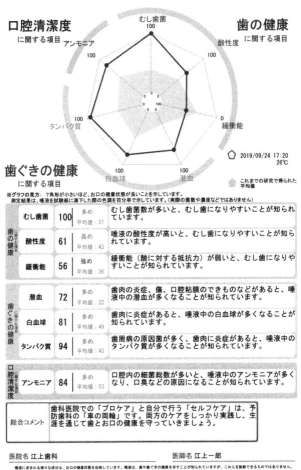

に再度受けてもらって、これらの状態が改善していると達成感が得られ、また悪化している場合は食事や睡眠の様子などの生活習慣を見直すきっかけとしてもらうなど、アドバイスができます。患者さんの反応を見ていると、唾液検査は今後、血圧測定と同じように便利に活用できる検査として広く社会に浸透していくことと予想しています。

なお、唾液検査は現在のところ、病気診断用や治療用ではない範囲とされていて、健康保険の適用外です。そのため検査費用は歯科医院によって違いますが、一般には1回2000～3000円でしょう。私はこの検査が今後もっと進化し、健康保険適用になること、さらには家庭に血圧計や体重・体脂肪計があるように、個人用の「唾液計」なるものが開発されて普及することを期待しています。

第二章　大人の「口腔トレ」をすぐ実践！

30歳を過ぎたら「口腔トレ」を習慣に

第一章では、口腔を健康に保つための唾液の数多くの働きを述べました。この章では、良質な唾液の分泌量を増やすために、セルフケアの実践法である「口腔トレ」をいくつか紹介しましょう。一般に、こういったケア法は最後の章に掲載することが多いようです。しかし、口腔トレの場合は本を読みながらでも楽に実践できます。そのため、本書ではこの先、読者の皆さんに口腔トレを行いながら読み進めてほしいと考え、この第二章で紹介します。

その前に、紹介するトレーニングを選んだ基準について述べておきます。ここで挙げるのは、「口腔筋機能療法（MFT）」と呼ぶトレーニングをはじめ、私が日々の治療で患者さんに紹介する中で選んだ、全世代の人に実践していただきたいケア法です。「MFT」とは英語でOral Myofunctional Therapyの略で、Myo（筋）の「M」、Functional（機能の）の「F」、Therapy（療法）の「T」で「MFT」と言います。舌、口唇、頰の筋肉、咀嚼する筋肉などを鍛えて口腔の機能を改善しようという療法です。かねてから、子どもの歯列矯正や不正咬合《こうごう》（不適切な嚙み合わせ）の矯正のために歯科で盛んに取り入れられ、筋肉のバランスを整えて、適切な歯列の成長と維持のために活用されています。矯正の経験がある人、矯正をしている子どもの親御さんであればご存知の方法もあるでしょう。

ただ、歯科の治療の現場では、歯列矯正やそれに関するトレーニングをまったく知らない患者さんのほうが圧倒的に多く見受けられます。そのような背景のもと、近ごろは高齢者を対象に、主に加齢による口腔の機能の低下（オーラルフレイル。第八章で詳述）を予防するために、唾液の分泌を促すこと、口のまわりの筋肉を鍛えること、舌をなめらかに動かすこと、のどの筋肉を鍛えることといった、口や舌のトレーニング法を指導する自治体、介護施設、病院、歯科医院が急増しています。歯科医院では、大人向きの「ＭＦＴ」を指導するところが増えてきました。指導やアドバイスをするのは、歯科医や歯科衛生士、理学療法士で、高齢者や介護が必要な方でも、座ったまま、あるいは寝ていてもできる、また誰もが無料ですぐに取り組める、口元を動かす簡単なトレーニングです。

私は、これらを高齢者や中年世代はもちろん、口元や舌の筋肉が衰え始める30歳ぐらいから、生活習慣のひとつとして実践してほしいと考えています。このころから、おなかが出てきた、二の腕や内もも、顔の筋肉がたるんできたことに気がつくでしょう。その時点ですでに、口の周囲や舌、頬の筋肉も同様にたるみ、そのたるみなどによる口腔機能の低下が始まっています。

ヒトは生物学的に、口元を引き締めておく必要があるのです。その理由は、この先を読み進めていくとわかっていただけるでしょう。第一章で述べた唾液の働きを促すための口腔とその周囲の筋肉の重要性、口呼吸による数々の弊害、また、ヒトの口とは食べ物を取り入れる臓器でありながら、細菌やウイルスと常時格闘して体と脳への脅威をせき止めようとしている存在であること。自身のそういった口の中の状態に興味関心を持ち、自身でできることを実践して継続することがセルフケアです。これから紹介するトレーニングを、50歳代では2〜3カ月も継続すると、また若い人では2週間もすると、口の中と顔の表情筋が変化していることに気づくでしょう。

パソコンやスマホを操作する時間が長い場合、必然的に下を向きっぱなしになります。無意識に頬や口元の筋肉、顎下腺と舌下腺が圧迫されて唾液の分泌量が減り、のどの筋肉が硬く縮んで下がり、舌の位置がずれ、歯を嚙みしめていることがあります。操作に疲れたり、はっと気づいたりしたときには、口腔トレを少しの時間でも行ってください。

次に挙げる8つの口腔トレは、全部実践していただくと、「けっきょくどれがいいの?」「どの順番にするべき?」「いつすればいいのか」と思われるでしょう。それについても個々に説明していきます。そしてひととおり実践してもらって、この章の終わりで、改めて効率的な実践法についてのアドバイスを伝えます。

では、実践法を紹介していきます。まずは3つの最重要トレーニングです。

①　食事前の実践が効果的。唾液の分泌を増やす「唾液腺マッサージ」

口の中の乾燥が気になる人に必ず行ってほしいのが、この「唾液腺マッサージ」です。三大唾液腺の耳下腺、舌下腺、顎下腺の位置と働きについては、34~37ページで述べました。それぞれの部位を刺激すると、すぐに唾液が分泌されるのが実感できるでしょう。

先述の通り、どの唾液腺から出る唾液も一様に重要です。ただ、ドライマウスの場合や緊張が続く場合、風邪や薬の副作用で口の乾燥がひどく気になる場合は、水分を多量に含むサラサラの唾液の分泌を促しましょう。そのサラサラタイプは耳下腺からたくさん分泌さ

唾液腺マッサージ

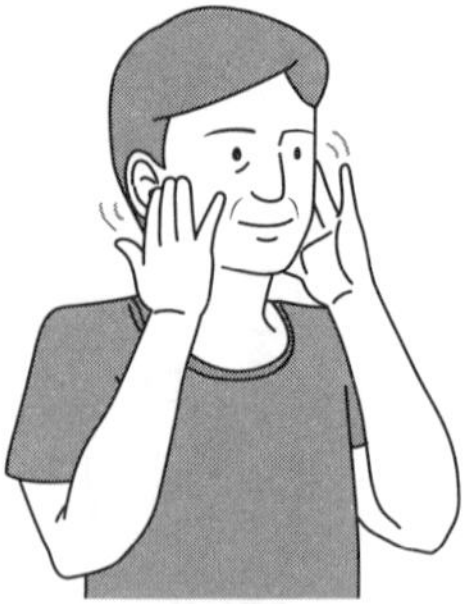

耳下腺《じかせん》マッサージ

耳たぶの少し前、上の奥歯を感じる頬に、ひとさし指、なか指、くすり指を揃えてあてて、そっと押す。その後、皮膚表面を上から下へ、4〜5回やさしくなで下ろす。

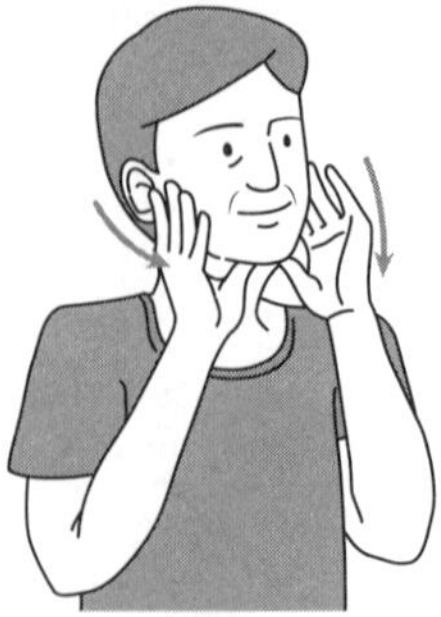

顎下腺《がつかせん》マッサージ

顎下腺は、あごの骨の内側の柔らかい部分に分布している。おや指やなか指などで、耳の下からあご先の下まで、そっと押していく。その後、指全体で皮膚表面を4〜5回やさしくなで下ろす。

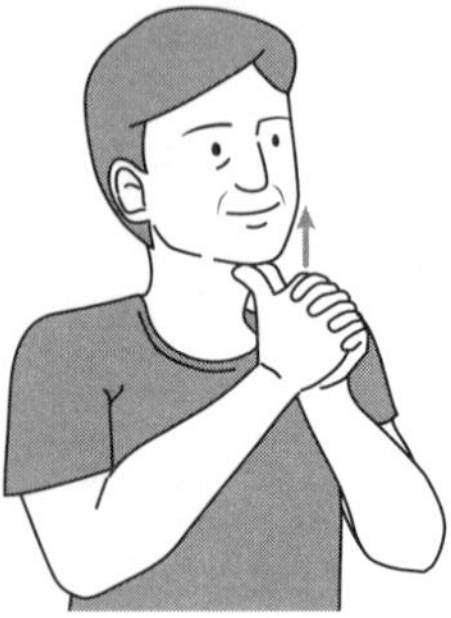

舌下腺《ぜつかせん》マッサージ

舌下腺は舌のつけ根の下、あごの先の内側にある。その部分におや指の腹をあてて、軽くひと押し約5秒を5〜10回、くり返す。その後、あご先から首の下に向かって、指先や指の腹で左右交互に4〜5回、やさしくなで下ろす。

れます。

実践のタイミングとして、もっとも推奨したいのは「食事前」です。口腔の粘膜が渇いていると、食べ物を嚙みにくい、飲みこみづらい、むせるなどの状態のほか、舌や頰の粘膜を嚙んで口内炎になることもあります。そのため、唾液の分泌を促してから食事をすることが口腔の健康維持に大きな役割を果たします。また、緊張や興奮で口内の乾燥が気になるときはもちろん、思い立ったときにいつでも行ってください。

マッサージと言えば、強く押してもむというイメージがあるかもしれません。しかし、私が紹介するのは、赤ちゃんのやわ肌を手のひらでなでるように「表面を優しくソフトに上からなで下ろす」ような方法です。自分をいたわる感覚で行ってください。強い刺激よりも微弱な刺激のほうが唾液分泌には効果があります。強く押したりもんだりすると逆効果の可能性もあるので、それはしないでください。

食事前の唾液腺マッサージほか、ここに紹介する口腔トレはすべて唾液の分泌を促すので、食べ物を誤って気道に飲みこむ誤嚥の予防にもなります。

② 口呼吸を予防して口腔を健康に保つ「あいうべ体操」

第一章で伝えた、口呼吸を鼻呼吸に変えていくためにもっとも重要なことは、舌の筋肉を鍛えることです。ここで紹介する「あいうべ体操」は、口を閉じたときに舌が上あごにくっつくポジションにおさまることを目指して考案された、口呼吸の予防トレーニングです。最後の「べー」で舌を押し出すことで舌筋が鍛えられ、舌のポジションが上がり、口を閉じることが容易になっていきます。口内の緊張がゆるむ、噛み合わせがよくなる利点もあります。

この体操を考案されたのは、みらいクリニック（福岡市博多区）の内科医の今井一彰院長です。現在、歯科・医科を問わずに多くの医師会や医療機関、自治体の健康イベントなどで広く紹介されているので、見聞きされている場合も多いでしょう。いまは、スマホで実践の記録ができるアプリもあります。

睡眠時無呼吸症候群の人はもちろん、口腔歯科の範囲の歯周病、ドライマウス、顎関節症、むし歯、口臭のケアとして、また、内科や精神科領域の消化器の疾患、アレルギー性疾患、高血圧、うつ病などのケアでも用いられています。それほど口と体にとって有用な、

口呼吸予防法＜あいうべ体操＞

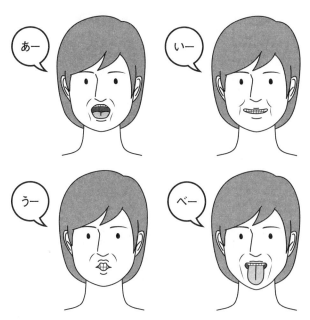

「あー」「いー」「うー」「べー」と口を大きく動かし、「べー」のときには舌を前方に強めに押し出す。可能なら発声もすると、のどの筋肉に働きかけることができる。周囲に人がいるなどで発声が難しい場合は、口の動きだけでOK。ゆっくりと10回を1セットとし、1日に3セットを行う。1日にこまぎれで30回ほどの実践でもよい。

口腔トレの中でも重要となるトレーニングです。食事前に、「唾液腺マッサージ」とともにこれを毎日3食ごとに実践すると、2～3カ月で口まわりと舌のポジションの変化を実感するでしょう。

また、このアレンジで、「あによべ体操」と呼ばれるトレーニングもあります。こちらは、歯科医師で「さとう式リンパケア」の考案者として知られる佐藤青児氏による提唱です。「あいうべ体操」と同様に、「あー」「にー」「よー」「べー」と発声します。当院では患者さんにはどちらも紹介し、やりやすいほう、気が向いたほうをしてもらっています。

③　口腔機能全般を改善する「パタカラ体操」

食べ物を飲みこむ力の嚥下機能と、いびきの改善のために、いま、介護施設でもっとも実践されているのが、①の「唾液腺マッサージ」と、②の「あいうべ体操」、さらにこの「パタカラ体操」でしょう。「パ」「タ」「カ」「ラ」と早口で発声をくり返すだけで、舌や唇、頬の筋肉を鍛えることが可能です。各発音には、口の動きに応じてそれぞれ異なる作用があります。

「パ」は、上下の唇を閉めて発声することを意識してください。食べ物を口に取り込んでこぼさないために、また、口がぽかんと開かないように、唇を合わせる、引き締めるための筋肉を鍛えます。

「タ」は後述する⑥の「ホッピング」と同様に、舌先を上あごの「スポット」（55ページ）から下方へ打ちつけることで舌の筋トレになります。食べ物を嚙む、飲みこむ際には、舌の前面が上あごについている必要があり、離れている場合は咀嚼や嚥下ができなくなる、また誤嚥が生じやすくなるため、それらを予防します。

「カ」を5回ほど連続して発声してみてください。のどの奥にやや力が入っているのがわかるでしょう。「カ」は、のどを閉めて発音しています。食べ物を飲みこんで食道に送る際には、一瞬、呼吸をとめることになります。「カ」がうまく発声できると、スムーズな嚥下につながります。

「ラ」を発声するときは、舌先が少し丸まって上の前歯の裏についています。これは飲みこむために舌を丸める力を強化します。

スムーズな咀嚼と嚥下のためには、舌が活発に動くことが理想です。パタカラ体操はそ

口腔機能全般を改善＜パタカラ体操＞

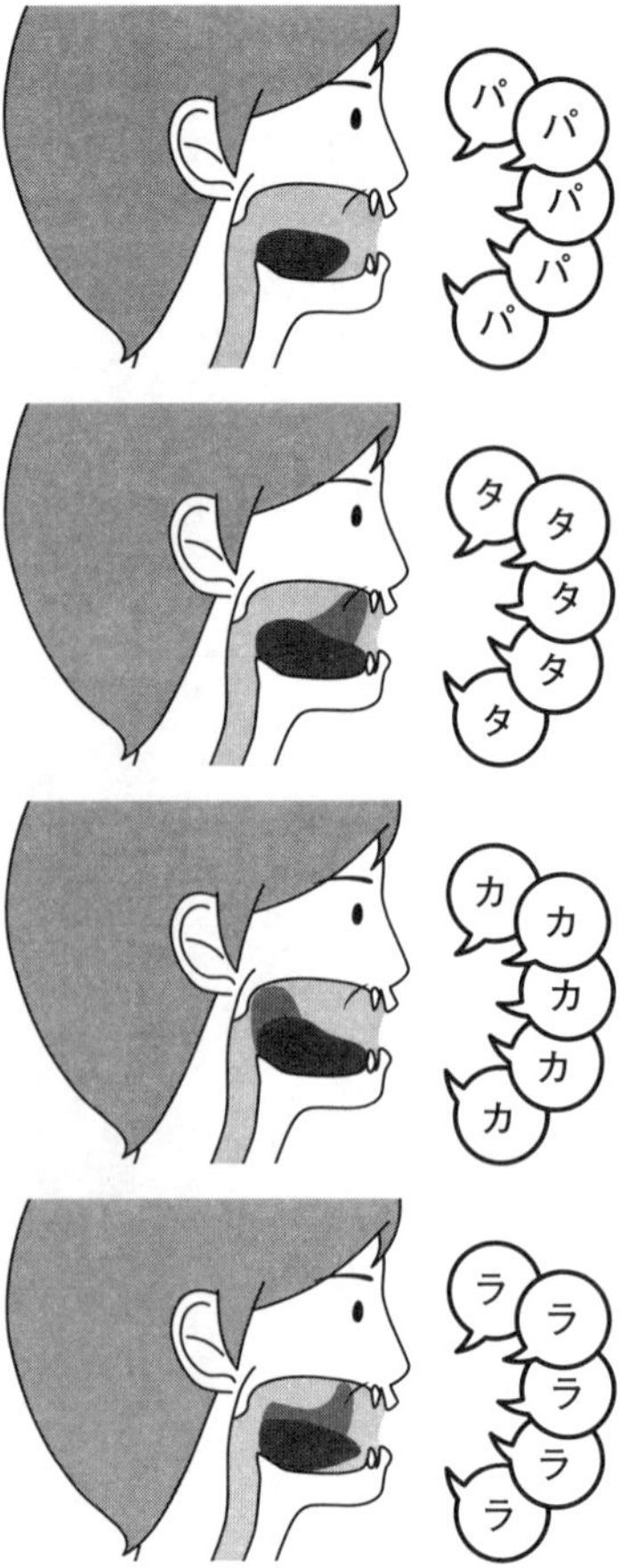

「パパパパパ、タタタタタ、カカカカカ、ラララララ」と、各文字を5回ずつの発声を1セットとして、3セットをくり返す。1日に3回ほど行う。

のための舌のトレーニングです。

この体操もスマホで実践できる無料アプリがあります。通話用マイクに「パ・タ・カ」を一定時間に連続で何回発音できるかを試して、舌や唇の状態を確認するものです。また、テレビのバラエティ番組でタレントが、「15秒間に何回『パタカラ』を連続して言えるか」と試されているシーンをよく見かけます。口の若さを競うほか、オーラルフレイルかどうかを確認しているようですが、発声回数にはとくにこだわらなくても、74ページの図の方法でトレーニングとして行うだけで十分な効果が得られます。可能であれば食事前に行うと、唾液で口が潤って嚥下がしやすくなります。

④ 唾液の分泌を促し口元を引き締める「舌回し体操」

唾液の分泌を促す、また口のまわりや舌の筋肉を鍛える方法として、デスクワーク中や通勤途中などいつでもどこでもできる口腔トレを紹介します。76〜77ページの図を参考にしてください。基本は舌を出して唇をぐるっとなぞるだけの体操です。ただし、人の前では舌を出しにくいので、少しアレンジしましょう。口を閉じたまま舌の先で、上の歯ぐき

唾液の分泌を促す<舌回し体操> 基本バージョン

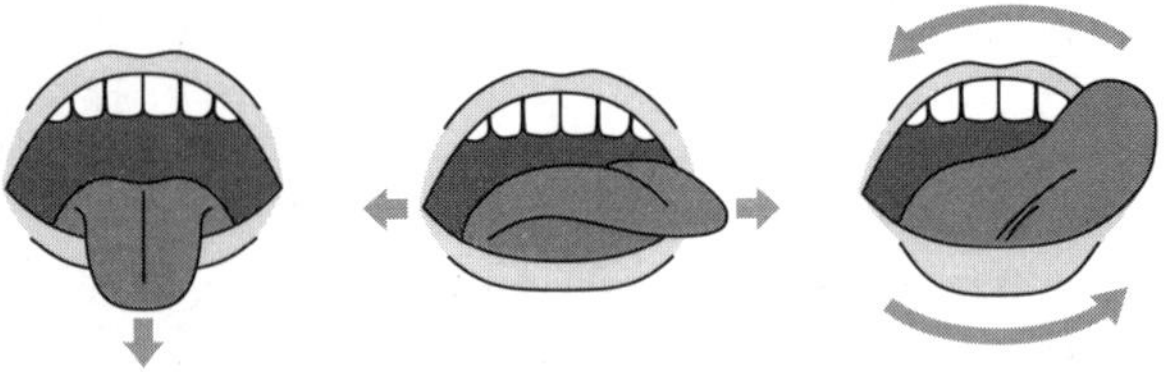

まず、舌の先をできるだけ外へ出し、次に、その舌を左に右にと大きく動かす。それを1セットとして、2〜5セットをくり返す。さらに、舌先で唇をなめるように右回しに1周→左回しに1周。1周を2〜3秒で、2〜5セットをくり返す。左右で筋肉の反応に違和感があれば、あるほうの回数を2〜3回多く回す。

の周囲を右にぐるっとひと回りし、次に左回しを行います。下の歯ぐきも同様に、舌の先でなぞりましょう。また、歯ぐきの外側を上下一周する、内側もするなど、アレンジもしてください。トレーニング効果をアップするには、舌のつけ根のほうから大きく回すイメージで行ってください。

この口腔トレはどこででもすぐにできるので、口の中の乾燥の予防以外でも、歯磨きができなかった、足りなかった、そもそも歯磨きが苦手だ、おっくうだ、風邪をひいて歯磨きがしんどい、口臭が気になる、災害で節水したいなどのときの活用法としても覚えておくと便利です。

私は診察の合間や、早朝の散歩中にいつも行

唾液の分泌を促す＜舌回し体操＞ 人前バージョン

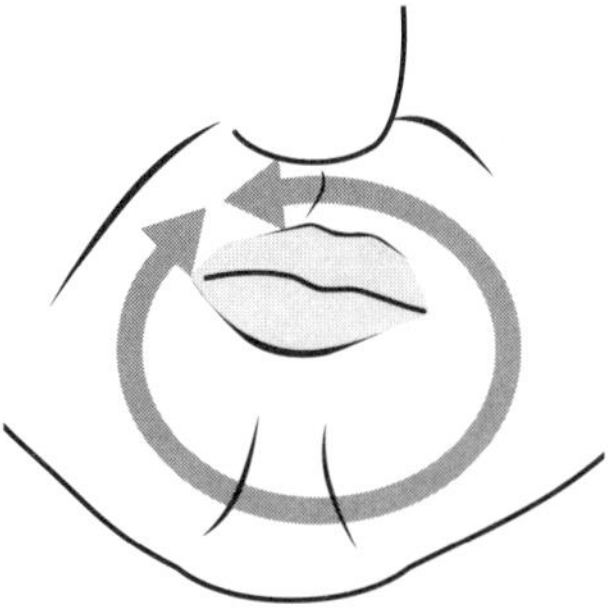

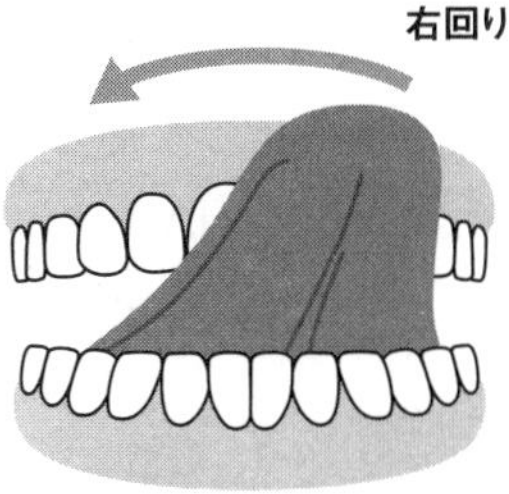

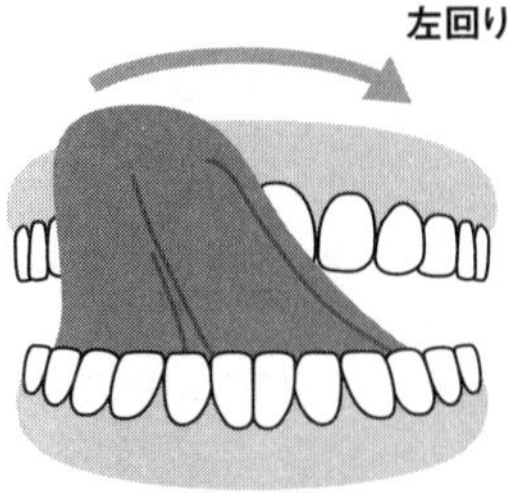

口を閉じて、舌の先で歯ぐきをなぞる。上の歯の外側から内側をぐるりと右回り、左回りに各1周→下の歯も同様に。1周を2～3秒で、左右回し各5回で1セットとし、1日に3～5セット。また、舌の先で口の周囲の筋肉を内側から押し回す。左右にぐるりと各3～5回。

っています。患者さんに勧めると、「何度かぐるっとなぞると、舌の奥やつけ根が痛くなってきます。でも毎日続けていると、3日めぐらいで難なくできるようになりました」とよく言われます。慣れるまでの回数や日数は舌や呼吸の状態によりますが、当初に舌の奥が痛むのは運動効果のサインでしょう。ただし、無理をして30分も回し続ける、頭痛がするまで続ける、むし歯や歯周病があって歯や歯ぐ

唾液の分泌を促す＜リップトレーニング＞

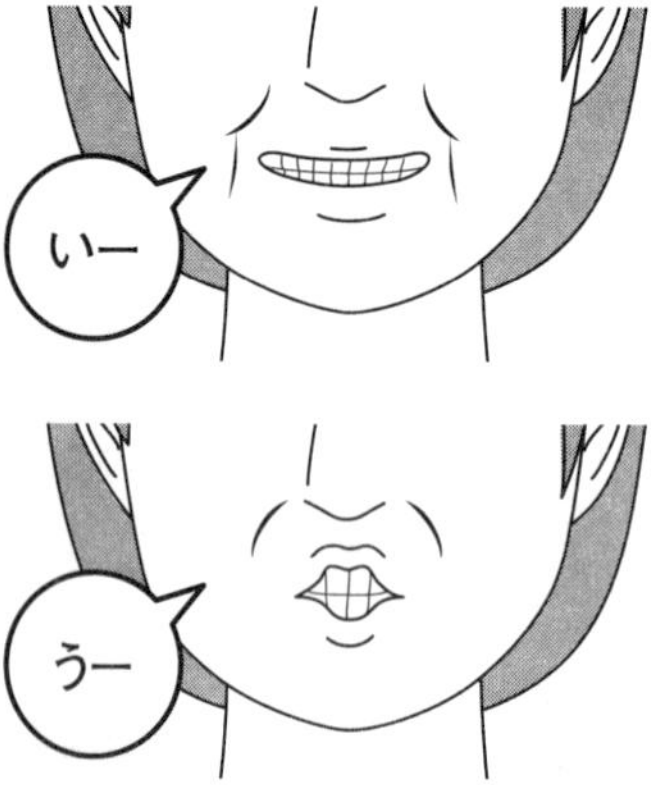

あいうべ体操との違いは、歯を噛み合わせたまま、「いー」「うー」を発声して口を動かすこと。ただし、歯の噛み合わせには力を入れ過ぎないように、軽く合わせる。強く噛むと、歯や歯ぐきに悪影響が及ぶので注意を。「いー」「うー」を20回で1セットとして、1日に2〜3セットを行う。「にー」「よー」でもOK。

きが痛むのに続けるといったことは避けてください。

⑤ ほかのトレの補助体操。唾液の分泌を促す簡単「リップトレーニング」

「あいうべ体操」や「舌回し体操」よりさらに簡便な方法が、この「リップトレーニング」です。口のまわりの筋肉を鍛え、顎下腺、舌下腺を刺激して唾液の分泌を促します。

　まず、歯を噛み合わせたまま口を開けて、「いー」と発声し

唾液の分泌を促す＜舌打ち体操（ホッピング）＞

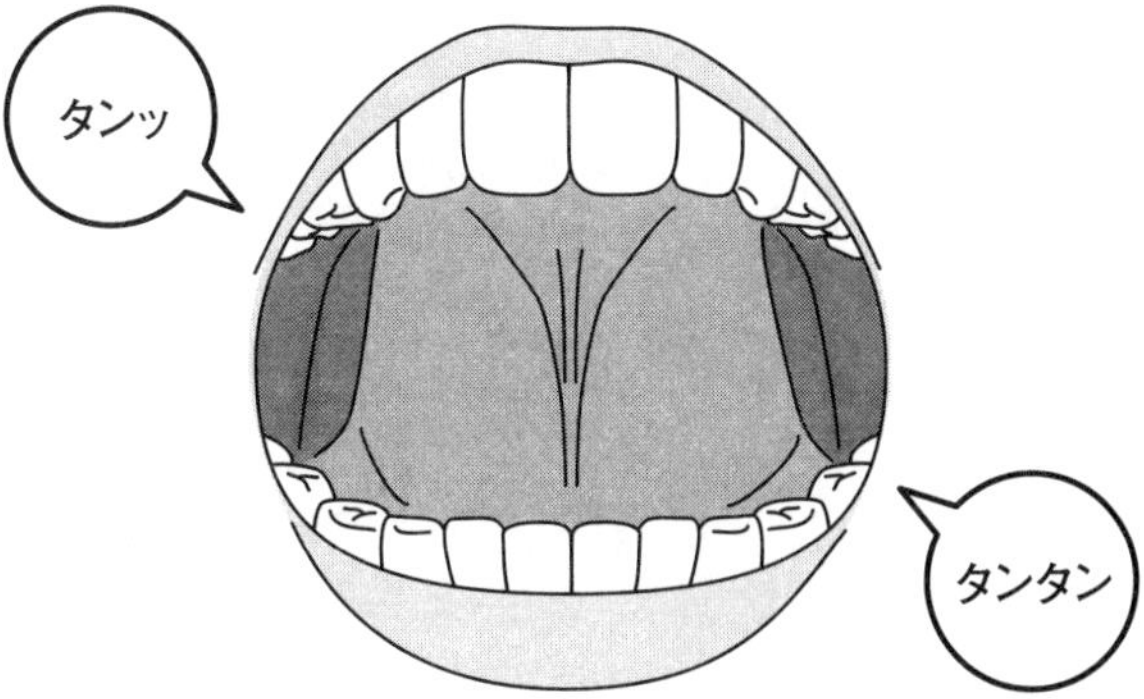

まず、上あごのスポット（55ページ）に舌先を置き、舌全体を上あごに吸いつかせて約5秒キープ。次に、「タンッ」もしくは、「タンタン」と音を出しながら、勢いをつけて離す。10回を1セットとして、1日に2〜3セットを行う。前ページの「リップトレーニング」＋この「舌打ち体操」を10回ずつ交互に行うと、さらに効果的。

てください。唇が左右に広がるでしょう。次に、まだ歯を嚙み合わせたまま、「うー」と発声しながら口を動かします。「うー」のときは、口がひょっとこみたいにすぼんで飛び出る形になります。

⑥　唾液の分泌を促す「舌打ち体操（ホッピング）」

ホッピングとは、英語で飛び跳ねるという意味です。55ページで紹介した舌を適正なポジションに置くための口腔トレです。スポットに舌の先を合わせ、舌全体を上あごに吸いつかせるようにして少しの間キープしてください。舌や舌のつけ根あたりに筋肉疲労や違和感を覚えませんか。気を抜くとすぐに舌が上のあごからはずれて、舌の先は前歯の裏にくっついている、ということはありませんか。そうした場合は舌の筋肉はかなり低下しています。

⑦ 小唾液腺からの唾液の分泌を促す「頬刺激体操」

とても簡単にできて、なおかつ、ほかのトレーニングと組み合わせて行うとより効果がアップする体操を紹介しておきます。それは、舌などで頬を刺激する方法です（81ページの図参照）。口腔という空間を利用して、頬の筋肉の柔軟性を促し、同時に小唾液腺を刺激します。

⑧ 唾液の分泌を促す「ガムトレ」

ガムを噛むと唾液の分泌が促されるのは周知のことですが、ここで、ガムを有効に使う方法を紹介しておきます。

小唾液腺を刺激する＜頬刺激体操＞

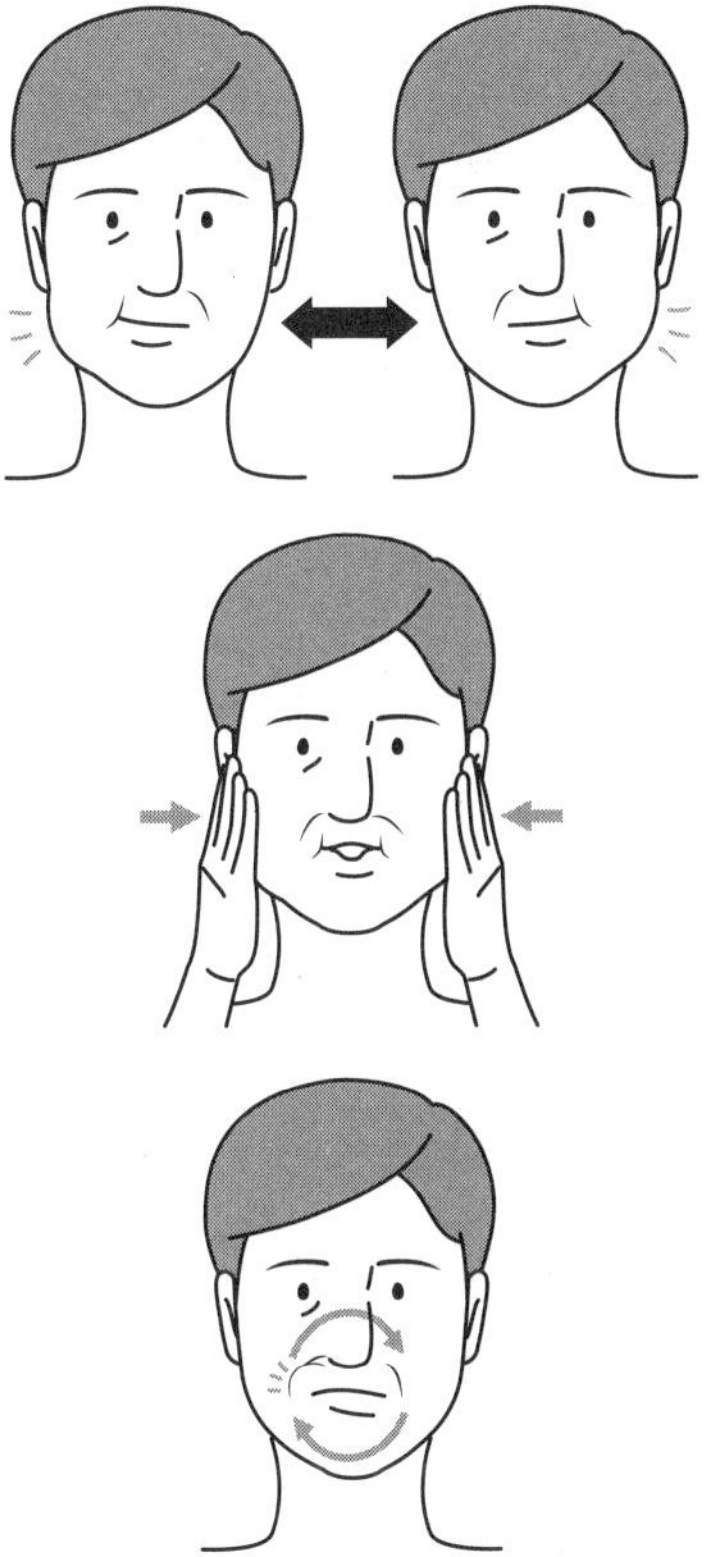

まず、口を閉じて、左、右の頬を片側ずつ、交互にふくらませる。左右で1回として3回をくり返す。次に、両方の頬をぷわっとふくらませて、両方の手を頬にあててぷっとつぶすことを3回、くり返す。さらに口を閉じたまま、舌の先で頬の内側の筋肉を刺激しながら、ぐるぐると右回り、左回りにと舌を動かす。これを30㎖くらいの水を含んで行うと、清掃効果もある。

まずガムを選ぶ際には、砂糖が0%でキシリトール入りのガムにしましょう。キシリトールは、果物や野菜に含まれる天然の甘味料です。むし歯菌のエサとはならず、ガムを噛むことで唾液の分泌が活発になるため、結果として細菌の働きを弱める、酸を抑制するなど、むし歯の発生や進行をさまたげることができます。

次に、噛みかたのコツです。ガムの味がしなくなったあとも、5~10分ほどは噛み続けてください。唾液の分泌のためです。

さらに、ここがポイントですが、味のしなくなったガムを丸めて舌の上に置いておく、もしくは、歯ぐきと頬の粘膜の間にはさんでおいてください。なぜかと言うと、口腔には異物反射と呼ばれる、食べ物以外の固形物などが入ってきた場合に唾液が多量に分泌されて異物を追い出そうとする働きがあります。ガムを異物ととらえるため、唾液の分泌を促すことができるのです。

とくに、上の奥から2番目の歯と頬の間あたりにはさむと、そこには唾液が出る開口部があるので有用です。ガムは噛まずに丸めて口の中の舌か歯ぐきに置いておく。これが「ガムトレ」です。

さて、ここまで読みながら実践していただけましたでしょうか。個々のトレーニングの説明で書き添えたように、もっとも実践してほしいのは、①〜③の「唾液腺マッサージ」「あいうべ体操」「パタカラ体操」です。この3種すべてを毎日食事のたびに行うのは厳しいと思われますが、どれかひとつだけでも実践すると効果はあります。

患者さんの中には、「ローテーションなど細かいルールをつくると面倒になるので、毎日思いついたトレーニングをするほうが効率がいい」、また、「よく忘れるので、お風呂で湯につかりながら思い出したひとつはやるようにしている」とおっしゃる方もいます。

こういった実践法は、続けられるかどうかが最大のポイントになります。忘れないように、歯磨きのあとや、パソコン、スマホの作業中、本や新聞を読みながら、バスタイム、トイレ休憩時、睡眠前、テレビを観《み》ているとき、ウォーキング中など、日ごろの作業と連動して実践する癖をつけておくとよいでしょう。

また、パソコンやテレビのモニターに、「口腔トレ」と書いた付箋を貼っておく、バスルームの壁面に、それを見ると口腔トレを思い出すようなグッズを置いておくなど、継続のための工夫をしてください。当院では「あいうべ体操」のシールを患者さんにわたして、目につきやすいところに貼ってもらっています。

そして、口腔トレのあとにはときどき、唾液が増えたかどうかと、口を閉じて舌の位置を確認してください。舌の位置は、55ページで紹介した「舌ポジション」の通り、舌の先がスポットにあたっていて前面は上あごについていること、上下の歯が嚙み合わずに軽く離れている状態が適正になります。上あごを舌で支えている形が舌の自然なポジションなのです。

第三章　大人のむし歯は痛みが鈍い理由

口の中には便と同じ量の細菌が存在する

この見出しに、ぎょっとする人は多いでしょう。口の中を自分で日常的にケアすることの重要性や方法を解き明かすにあたり、まずこの事実について知っておいていただきたいのです。

口の中は思いのほか汚い、歯を磨かないと細菌の巣窟になる、などと言われます。ではいったい、口腔にはどのぐらいの数の細菌がいるのでしょうか。

唾液1㎖中には1億～100億個、歯の表面に付着する歯垢1g中には、約1000億～2500億個の細菌が存在し、これはヒトの便1g中の細菌数と同じ程度からそれを上回る数であると言われています。口腔の状態を考えるにあたって非常に興味深い数値でしょう。

この細菌の数や質、バランスの状態は口腔フローラのありようを決定する大きな要因であり、言うまでもなく個人によって大きな差異が認められます。それは唾液の状態に多大な影響を受けています。その唾液の量と質は、食前、食中、食後、空腹時、緊張時、リラックス時などの日内変動、健康なとき、疲れているとき、病気があるときなどの病的変動、時季による季節変動、また、いずれの場合も生理的変動が伴います。

例えば日常では、唾液に含まれるリゾチームには抗菌作用があり、口腔内の常在菌の細胞壁を壊して増えすぎないように生理的にコントロールしています。ところが、唾液の分泌量が減ったり口腔ケアが不足したりすると、細菌が繁殖してその量は急増します。これがいけません。過剰になった細菌は口腔で活発に活動し、感染症であるむし歯や歯周病をひき起こし、さらに全身の疾患を呼びます。

細菌が過剰になっている患者さんは、唾液の分泌量が少ないことのほか、口の中の掃除ができていない場合に多く見られます。逆に考えると、唾液の分泌を促すケアとともに、自身で口の中を清潔に維持するケアを適切に行うと、口腔環境の改善が見込めるのです。口腔コンプレックスに悩む人はまず、このことを意識してください。「唾液腺という泉」から湧き出す「唾液という水」の循環をよくするために、「池を掃除する」のだとイメージしてください。

この章では、ご自身の口腔コンプレックスの要因を解き明かすために、およそ30歳以降の大人の口の中とむし歯の特徴について見ていきましょう。

大人のむし歯ができやすい場所とは

大人の歯について説明するにあたり、まず、子どもと大人の歯のとらえかたについて述べておきます。前項で、「およそ30歳以降の大人のむし歯」と、年齢に触れました。それは、歯の年齢による変容を考えた場合、子どもの歯と大人の歯の区切りは、単純に乳歯と永久歯で分けられるものではないからです。

永久歯は一生使う器官なので、乳歯に比べて構造が頑丈にできています。永久歯のエナメル質や象牙質の厚みは乳歯の約2倍あり、数も乳歯は20本、永久歯だと親知らず（智《ち》歯《し》）を除いて28本になります。それに応じて、咀嚼や嚥下の力、また口腔の病気も大きく異なります。

ただし、永久歯といえども、生えたての2~5年ほどの間は構造が未完成であるために、「やわらかい」「弱い」状態です。徐々に唾液中の石灰化イオンで硬くなるのですが、乳歯ほどではないにしても、まだ「酸」がエナメル質や象牙質をむしばみやすく、かなりむし歯になりやすい状態です。永久歯が生えそろうのは12～14歳ぐらいなので、10代後半まではそういった状態が続きます。

そして、口腔環境が悪化してくる年齢は個人差が大きいのですが、唾液の分泌量の変化と、むし歯や歯周病など口腔感染症の影響から、およそ30歳以降になります。そこで大人の歯とは永久歯全般を指すのではなく、「30歳以降の歯」と表現して話を進めていきます。

「あなたの歯の悩みを教えてください」と、日本歯科医師会や自治体、またテレビ番組などメディアが一般の大人を対象によく調査をしています。私の知る限り、どの調査でもベスト3は「歯のすき間にものがつまる」「歯の黄ばみ」「口臭」という結果です。どれも当院の患者さんの悩みでも多いことがらです。

このうち、「歯のすき間にものがつまる」のは物理的に自然な現象なのですが、ではなぜ歯にすき間ができるのでしょうか。その解こそが大人の歯の第一の特徴になります。

子どもの歯（乳歯）や10代後半の歯（永久歯に生え変わって数年）と、30歳以降の大人のむし歯では、発生する場所が違います。子どもや若者のむし歯は、「奥歯の嚙み合わせる面の細い溝」にできやすく、そこから細菌がスピーディに奥深くに侵入していきます。

一方、大人がもっともむし歯になりやすいのは、「歯と歯ぐきの境目」です。なぜなら、30歳ぐらいから歯ぐきはやせて下がりはじめ、徐々に歯の根元が露出してきてそこに磨き残しが多発するからです。

年齢とともに、「このごろ歯が長くなったなあ。伸びたのかなあ」と思うことはありませんか。それは歯が成長したわけではなく、歯ぐきがやせて下がったからそう見えているだけです。これを歯科では「歯肉退縮」と呼び、誰にでも起こる現象のひとつです。その原因は、まずは加齢、次に歯周病、さらに、生活習慣である歯磨き時の力の入れ過ぎ、歯ぎしりや食いしばり、歯並びや嚙み合わせの不正などです。このすべてに思いあたる人もいるでしょう。

加齢で歯ぐきが退縮するのは、皮膚と同様に、歯ぐきの構成要素であるコラーゲンが減少するからです。長い時間をかけてじわじわと変化するので、なかなか気づくことができず、ある日突然に歯が伸びたように感じることもあるかもしれません。

それに歯周病があると、歯周病原菌が歯の根で猛烈に増加して毒素を放つようになり、歯の土台の骨である「歯槽骨」と呼ぶ組織を溶かすため、歯ぐきが少しずつ下へと退縮します。放置すると歯を失うことになります（第七章参照）。

30歳以降の方、とくに中高年の方は、鏡で歯の根元をじっくり観察してみてください。若いころより、歯の根元が露出して少し黄色を帯びていませんか。その露出した歯の根元を「歯根面」と呼びます。歯根面は歯の上部のようにエナメル質で覆われておらず、内側の象牙質がむき出しになっているために黄色っぽく、やや細くなっています。そして、歯の内部を守るエナメル質がないこと、さらに象牙質はエナメル質のように硬くはないため、歯磨き時の強いブラッシングや硬い食べ物ですぐに傷つくという性質があります。

さらに、隣の歯の歯根面との間に、すき間ができているでしょう。そのすき間は一見、小さな黒い穴に見えるので、歯の「ブラックトライアングル」と呼びます。年齢とともに歯肉退縮はさらに進み、大きく深くなっていきます。

ブラックトライアングルは食べ物や飲み物がつまりやすく、細菌もたまりやすく、磨き残しに気づきにくいこともあって、大人のむし歯ができやすい場所です。

歯肉退縮は自然な現象で避けられないことではありますが、加齢以外の原因である歯周

ブラックトライアングル

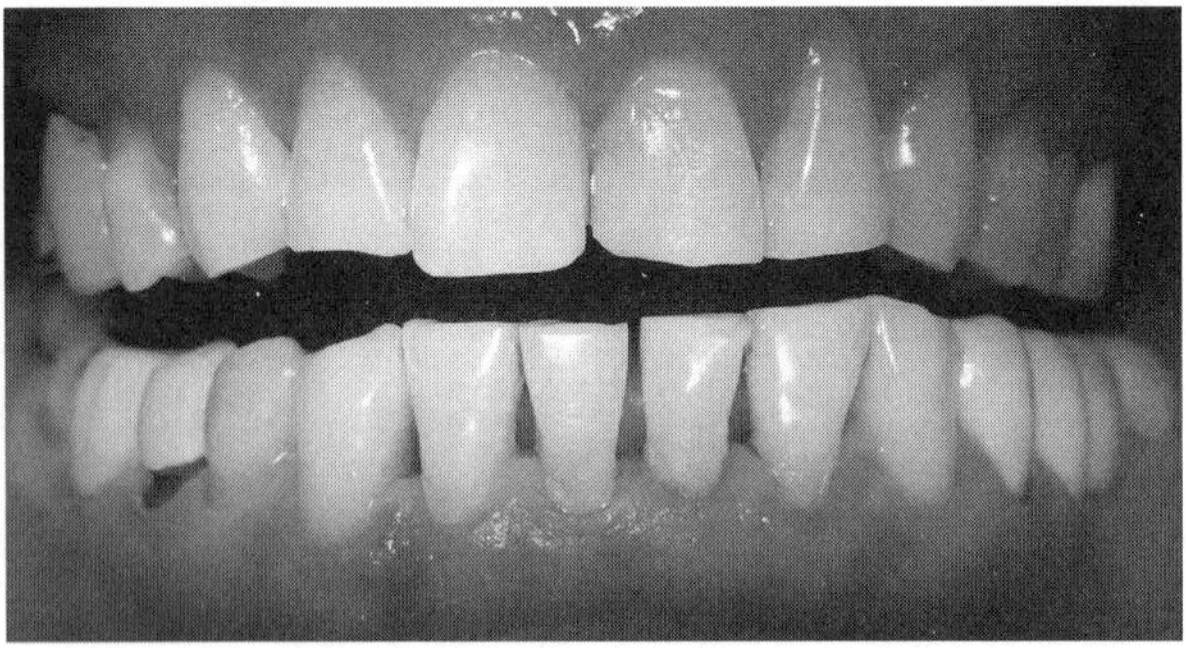

下の歯は歯ぐきが退縮して歯の根元に象牙質が露出、ブラックトライアングルが見える。上の歯は知覚過敏症のため白い素材（コンポジットレジン）を充塡して治療。下の歯ぐきの左のほうが一部変色、歯周病の徴候が見える。60歳女性。
画像：江上歯科

病、歯ぎしりや食いしばり、嚙み合わせなどを治療すること、そしてブラックトライアングルに唾液が流れるように唾液の分泌を促し、口腔衛生を保つために適切な歯磨き法を行う（第四章で紹介）ことで深刻な事態の予防が可能になります。

古い治療あとから「二次むし歯」になる

大人の場合、すでに治療済でかぶせ物やつめ物をしている歯は多いでしょう。そこにむし歯が再発することもよくあります。かぶせ物やつめ物は一生持つものではありません。かぶせ物の劣化や歯の変形によって生じたすき間から細菌が入り込み、新たなむし歯が発生するのです。歯磨きが不十分な場合は、かぶせ物やつめ物と歯のつなぎ目に歯垢がたまり、新たなむし歯ができることがあります。これらを「二次むし歯」と呼びます。

神経を抜いている歯に「二次むし歯」が生じた場合は、痛みがないために、気づいたら重篤な状態に陥っていることがあります。神経を抜いた歯は、もともとむし歯が神経に達するほど大きくて、痛みも発生していたということです。かなりのハンディキャップを持っている歯と言えます。二次むし歯を歯科医院での定期検診時に発見され、かぶせ物をはずしたら大きなむし歯になっていて抜歯を余儀なくされる、また、食事中に急に歯が欠ける、ぽきっと折れるといったことも少なくありません。

年齢とともにむし歯の痛みは鈍くなる

1989年（平成元年）から、当時の厚生省（現・厚生労働省）と日本歯科医師会は、「80歳で20本以上の自分の歯を保とう」という「8020運動」を推進しています。その数字は、生涯にわたって充実した食生活を送るための指針とされています。それから25年余を経て、2016年に厚労省が行った歯科疾患実態調査では、80歳で20本以上の歯を維持している人の割合がはじめて50％を超えて、51・2％となりました。

ただし、むし歯を持つ中高年の割合は調査年ごとに増加し、75～84歳ではなんと87・8％となりました。17年間で23％もアップしています。10代前半の世代では50％以上も下がって19・7％であり、世代ごとの口腔環境の違いが浮き彫りになっています。歯科の治療方針が歯を残す方向に変化したなどの背景がありますが、高齢になっても残歯が増える一方で、その歯はむし歯である確率が非常に高いということがわかります。

先日、3年ぶりに検診で受診された50歳の女性に、かなり進行しているむし歯を指摘しました。しかし、当のご本人は、「冷たいものを飲んだときに少し響く感じがするだけですよ。痛みもないのに……」と腑《ふ》に落ちない様子です。

実は中高年のむし歯の痛みは、子どものころの感覚とは違います。

乳歯や、永久歯に生え変わったあとの15歳ぐらいまでのむし歯の痛みは激しいもので、記憶に残っている人は多いでしょう。「あまりの痛みで歯医者に行くと、余計に痛くなって歯科が怖かった」という体験談は数多く耳にします。痛みとそれにともなう経験がトラウマとなり、「歯科恐怖症」という精神の疾患を発症する人もいます。

しかしながら、その痛み具合は、大人になると変化していくのです。

むし歯の進行については、98ページの図を参照してください。むし歯が歯の表面の白く硬いエナメル質の部分でとどまっている「CO」と「C1」の場合、痛みはありません。COであれば第一章で詳述したように、再石灰化が行われて自然に治癒します。しかし、むし歯菌が象牙質にいたると、冷たいものや熱いものを口にしたときにしみはじめ、むし歯の穴にものがつまると痛みを感じるようになります（C2）。さらに神経や血管が通っている歯髄にまで達すると、痛みはかなり強くなります（C3）。この進行過程はどの世代も同じです。

ただ、エナメル質の厚みに関して言うと、乳歯は永久歯より薄く、生えたての永久歯の厚みは成長した歯と同じですが、歯の表面のエナメル質に石灰分が少なくやわらかいため、「幼弱永久歯」と言います。この幼弱永久歯は、30歳以降の歯に比べて、むし歯が発生（う蝕）するとエナメル質を突き破って象牙質から歯髄へいたるスピードが速く、狭い範囲で歯の深部まで進行します。そのため、むし歯ができた、と自覚する間があるかないかのうちに、ズキズキと痛み始めるのです。これを「急性う蝕」と呼びます。

その後、永久歯に生え代わって20歳ぐらいまでには石灰化が進み、エナメル質が頑丈に形成されて、象牙質など内部を守るように成長します。こうして、子どものころよりもむし歯になりにくくなるのです。30歳ぐらいになると、歯の状態はそれまでより変容を遂げていると言えます。

そしておよそ30歳以降でむし歯になると、今度は神経が通る歯髄をかばうかのように、象牙質が増加して厚みが出はじめます。大人のむし歯の場合は、子どもの歯に比べると進行が遅く、う蝕は「浅く広く」なります。これを「非活動性（停止性）う蝕」もしくは「慢性う蝕」と呼びます。これらも大人のむし歯の特徴です。

では、気になる「痛みかた」はどうなるのでしょうか。大人のむし歯では象牙質に厚みが出ると述べました。するとその内側にある歯髄の空間が圧迫されて狭くなり、機能が低下します。つまり、痛みの伝わりかたが鈍くなるわけです。「加齢とともに歯の神経が細くなる」と言われるのはその通りで、この状態を指します。これも生体の自然現象であり、

10代の歯髄と60代の歯髄

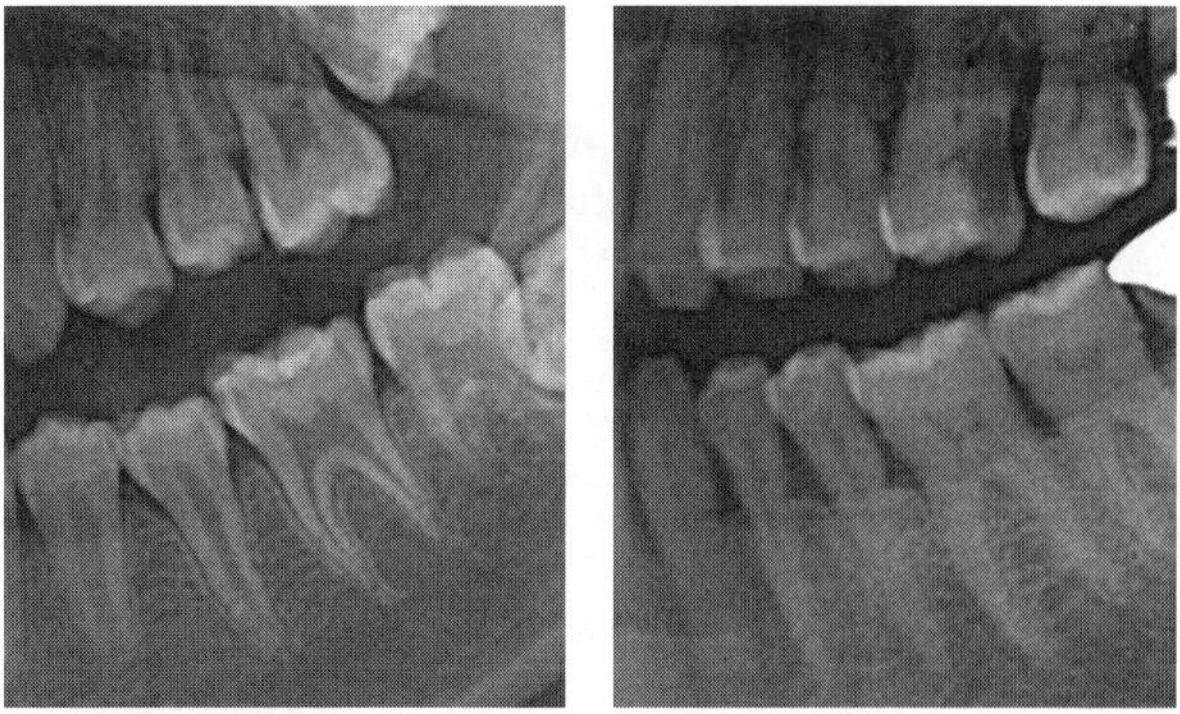

各歯の内部の色が濃い部分が、神経や血管が通る「歯髄」。左は12歳で太い。右は60歳で細く、象牙質が厚い。　画像：江上歯科

誰しもそのようになっていきます。

例えば、むし歯の進行度が「Ｃ２」であった場合、15歳以下と30歳以降の大人では、同じＣ２でも痛みかたが違うのです。この現象は中高年になるとさらに特徴的になり、痛みの感覚はどんどん鈍くなります。

むし歯の痛みがなくなるのがもっとも危険

むし歯の痛みは大人になると感じにくいわけですが、実はそこに大きな問題があります。

むし歯が進む患者さんでも、「子どものときの痛みに比べたら、これぐらいはまだまだ大丈夫」と思い込んで放置されるケー

むし歯の進行過程

CO

初期むし歯（要観察歯）。噛む面の溝や歯間部（歯の側面）に白い濁りができる。脱灰を開始した状態で、唾液の再石灰化作用により自然修復する。

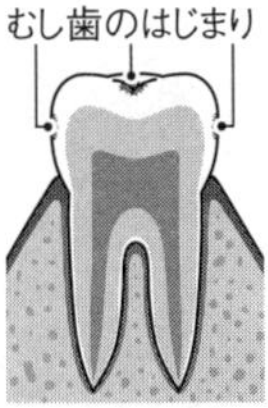

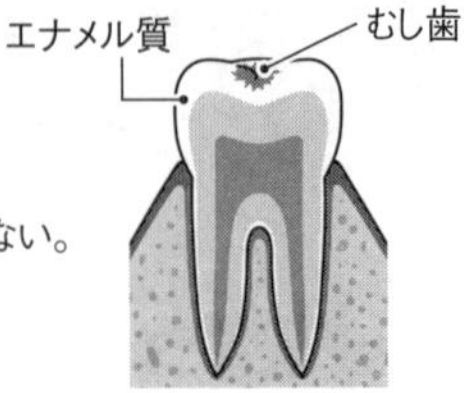

C1

むし歯がエナメル質にとどまっている。痛みはない。この時点で治療をすると短時間で終了する。

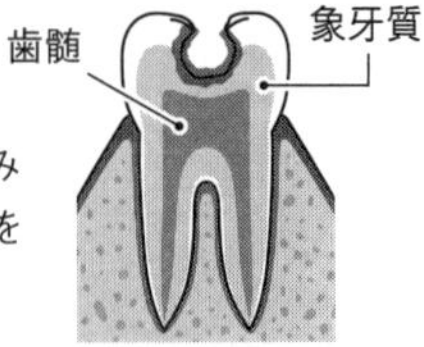

C2

むし歯がエナメル質を破って象牙質まで達し、しみるようになる。この時点までに治療をすれば神経を抜かずにすむ。

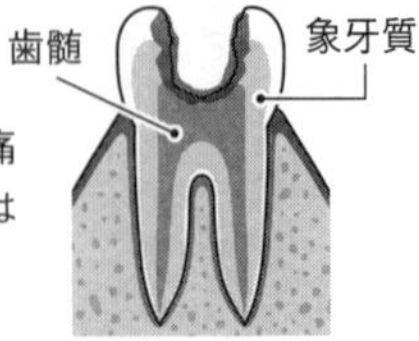

C3

むし歯が歯髄（神経が通る腔《くう》）まで達し、激しい痛みが出る。神経をとる必要があり、治療後も歯はもろく欠けやすくなる。

C4

歯の根より上の「歯冠部」が崩壊し、膿がたまった根だけが残った状態。激しく痛むか、痛みがなくなることも。口臭も悪化。神経や根の治療を試みて無理な場合は抜歯となる。

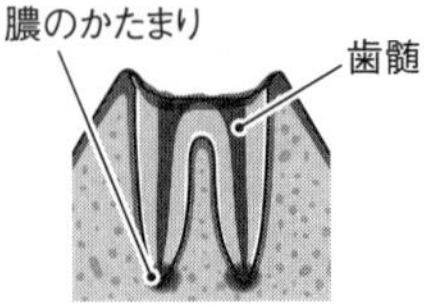

スがよくあるからです。その結果、気づいたらむし歯がかなり進行していて、神経をとる（歯髄除去）、また、歯を抜かなければならない場合もあります。

痛みはないけれど、なぜだか歯の黄ばみがひどい、茶色い、黒い、ということはありませんか。それは大人のむし歯が痛みがないままに進行しているサインです。

さらに問題が深刻な現象があります。

中高年に多い、「このあいだまで冷たいものや熱いものがしみていたけれど、いつの間にか痛みがなくなった。むし歯が知らないうちに治った」と錯覚するケースです。これはかなり危険な思い違いです。痛みを感じるべき歯髄が、むし歯菌に浸潤されて「死んでいる」ために、痛みを感じる機能を喪失している状態なのです。

こうなっても放っておくと知らない間に細菌が増殖し、歯髄腔《しずいこう》（神経のある空間）に存在していた神経や血管、そのほかの組織を分解発酵させて、ガスを発生させます。

例えば、ビンの中にタンパク質を入れて封をし、36℃（体温）の環境に置けば、タンパク質が分解発酵してガスが発生し、ビンの内圧がどんどん高まっていきます。歯の場合、この圧力がもっとも痛みを感じる原因です。鎮痛剤を飲んでも効きにくい状態となります。

ビンならば栓が抜けてガスが外に出ますが、歯の場合は、神経が通る根の先（根尖《こんせん》）が髪の毛ほどの太さの穴であり、その穴にガスや腐敗タンパク質がたまっていくわけです。これが膿です。その膿はロケットの発射時に噴射される燃焼ガスのように押され、行き場がないためたまり続けて激烈な痛みとともに、歯ぐきから顔に腫れを生じさせます。生じた膿は治療（膿瘍《のうよう》切開）をすると排泄されて一時的には治りますが、放っておくと、どんどん膿が産生され、歯の根の周囲の歯槽骨も溶かしていきます。

やがて、むし歯がさらに進行し、歯ぐきの上に出ていた歯の大部分も崩壊してなくなっていきます。むし歯の進行度は、最終段階を表す「Ｃ４」です。

「それなら、歯を抜けば終わるのでは」と思われることがありますが、決してそうではありません。これが深刻なむし歯の怖いところです。最悪の場合は、歯の膿が原因で鼻の奥の空洞に炎症が及んで副鼻腔炎を合併する、また、歯の根から細菌が血管を通して血液に入り込み、全身に回って心筋梗塞や脳梗塞など深刻な病気に発展する可能性があります。結果的に歯周病の菌の体と脳への侵襲と同じ状況をまねくのです。

痛みがあれば多くの人は受診されると思いますが、先ほどの患者さんの例のように、しみる程度であったり、痛みがなかったり、市販の鎮痛剤でごまかしていたりだと、なかなか気づかない、あるいは、薄々感じていても、忙しいときには放置することもあるでしょう。「大人のむし歯は痛むとは限らず、じわじわと静かに進む。だからこそ放置は危険」ということを知っておいてください。

毎日の歯磨きのときに鏡で歯をチェックして、色がおかしいと気づいたら、とくに若いときからむし歯が多い人、このごろ唾液が減ってきたとか口臭が気になるといった人は、口内の状態が悪化してむし歯や歯周病が進んでいる可能性は高いでしょう。

歯の並びかたや形は複雑です。自分で歯のすみずみまで確認することは不可能なので、痛みがない、あるいは軽いうちは自らむし歯を見つけることは難しいのです。

異変に気づいたらなるべく早く、気づかなくても3カ月に一度は定期検診を受けましょう。現実的に大人のむし歯は、歯科での定期検診のときに発見されることがほとんどです。

歯磨きの目的は食べかすより「歯垢を取り除く」こと

大人の歯とむし歯の特徴を述べましたが、第七章で詳述する歯周病と合わせて、そのケア法の筆頭は歯磨きです。ご紹介した、大人の患者さんの歯の悩みのひとつ、「歯のすき間にものがつまる」ことの解決法も、適切な歯のブラッシングです。

歯科医院では、治療の一環として歯磨き指導を行っています。主にむし歯や歯周病の治療ではじめて来院された患者さんや、3～6カ月ごとの定期検診の際に歯科衛生士が担当しています。その際に気づくことは、多くの方が、歯磨きの目的や、歯を磨くタイミングについて勘違いされていることです。

目的を間違うと、ケアの方法が違ってきます。歯磨きの目的を、食べかすを取り除くためだと思っている人は多いと思われますが、そうではなく、歯磨きは「歯垢を取り除くため」に行います。

ここで歯垢についてよく考えてみましょう。第一章で触れたように、歯垢とはデンタルプラークとも呼ばれ、細菌が繁殖したかたまりのことです。細菌は、食後約8～24時間で食べかすの中の糖分をエサに増殖して歯垢になります。その実体は、歯の表面や歯と歯ぐきの境目にくっつくネバネバした黄白色の物質です。粘着力があるのでうがいでは取り除けませんが、小さく薄いうちは歯磨きで取り除くことができます。

「バイオフィルム」という言葉を耳にすることがあるでしょう。これは歯垢が放置されて、歯の表面や歯ぐきの縁に膜状に付着している状態を言います。最近では、歯垢とバイオフィルムは同じ意味で使われる傾向もあります。バイオフィルムになると歯磨きなどのセルフケアでは取り除くことができないため、せっかくの唾液による再石灰化や抗菌作用などが働かなくなり、歯に穴を開けます。これが「はじめに」などで述べた「う蝕」であり、進むと「う歯（むし歯）」になります。歯垢除去の治療をせずに放置を続けると、次には唾液中のカルシウムと結びついて石灰化し、カチカチに硬い「歯石」になります。

歯垢や歯石の細菌は歯に沿って歯ぐきの奥まで侵入し、さらに繁殖、増殖していきます。その過程で毒素を産生し、歯を支える歯槽骨を溶かしていきます。これが歯周病です。

また、むし歯と歯周病という口腔感染症が進む過程では、硫化水素などのガスが発生するので、口の中で温泉のガスのようなにおいがすることがあります。

何度も述べますが、むし歯と歯周病は二大口腔感染症です。それを予防するには、歯垢をためない、残さないようにケアをする必要があるのです。食べかすは取れやすく水に溶けるものが多いので、食べかすの除去だけであればうがいでも大丈夫な場合があります。

しかし、歯垢や歯石は水には溶けないため、歯磨きや治療で取り除く必要があるのです。歯垢や歯石は唾液や細菌の状態によって、本人の自覚がないうちに蓄積していきます。歯垢をできるだけ取り除くことこそが歯磨きの目的であり、歯垢がつくられる時間や食事との関係を考え合わせると、いつどのようにして歯磨きをすればよいかが整理できます。

歯垢の増殖を抑制し、口腔と体や脳に悪影響を及ぼさないように美しい口腔フローラを保つこと、そのケアを「プラークコントロール」と呼びます。自分でできるポイントは、第二章で伝えた唾液の分泌促進トレーニングと、次の第四章で紹介する適切な歯磨き法です。

第四章　大人の口のための「唾液重視歯磨き法」

歯磨きのゴールデンタイムは

歯を磨くことの目的について、普段はあまり意識されないかもしれません。これまでにも口腔の不調はむし歯や歯周病だけではなく、風邪やインフルエンザ、肺炎、ノロウイルスなどの感染症をまねくと伝えてきました。また、全身の病気に大きく影響することも第七章で紹介します。本章では、それらを予防するための口腔ケアの基本のひとつ、歯磨きの効率的な方法を紹介しましょう。

歯のケアについて患者さんから質問されることのうち、もっとも多いのは、「歯はいったいいつ磨けばいいのか」ということです。逆にどうされているのかを聞いてみると、「食後すぐに毎日3回」「夕食後1回」「就寝前に1回」「食後3回＋起床時と就寝前の1日5回」「毎食後に洗口液＋磨くのは寝る前だけ」「食事前と後にもする」「口臭がするときだけ」「朝食後や外出前のみ」「痛いから磨かない」など、患者さんによってさまざまです。

実のところ、先述のプラークコントロールという目的と、食事と睡眠に関わる唾液の分泌と働き、それに伴う口の中の細菌の数の増減を考え合わせたタイミングがベストであり、結論から言って、私は次のように考えています。

1　もっとも重要なのは「夜寝る前」
2　次に「起床後すぐ」
3　余裕があれば「食後30分後以降」も

なぜこのタイミングがよいのかを、患者さんのケースとともに、磨くべきではない時間から順に説明しましょう。

患者さんの回答で多いのは、出勤や外出前の「朝食後」、次に「朝食後と夕食後すぐ」でした。しかし、これまでに述べたように、食後すぐから20～30分以内は唾液分泌も多く、口の中では歯の脱灰と再石灰化が行われているため、この間はとくに、歯磨き剤を使ってゴシゴシと磨くことは避けるほうがよいと考えています。このときにしておきたいケアはあとで詳しく述べます。

そのように告げると、「え、食後すぐではないの?」「学校で食後3分以内に3分間磨けと教えられたけど」と驚かれる方はとても多いのですが、歯科学的に口腔トラブルの研究が進んだいまでは、「食後すぐに磨く必要はない。食後すぐの歯磨きの場合、磨きかたによっては口腔の健康によくない場合がある」と考えられています。

その理由を簡潔に述べると、「唾液が1日のうちでもっとも多いのは、食事中と食後だから」です。先述のように刺激時唾液といって、唾液は、唾液腺が刺激されたときに分泌量が増えます。食事中と食後は、噛むことによって三大唾液腺と小唾液腺がいっせいに活発化し、唾液が急増するときです。くり返しますが、食後30分ぐらいの間までに、脱灰と再石灰化が起こって初期むし歯を修復します。

食後すぐの歯磨きには唾液を活用する

食後すぐに歯磨き剤を使って歯磨きをすると、せっかく分泌された唾液を洗い流すことになります。歯の再石灰化、抗菌・殺菌や消臭作用をさまたげるのです。とくに、泡立ちの成分である発泡剤が含まれる歯磨き剤を使って強く磨くと、口の中をじゃぶじゃぶと洗濯するようなもので、唾液がごっそり流されることになります。発泡剤についてや、歯磨き剤の選び方については後述します。

また、食後すぐは口の中が酸性に傾いているため、歯のエナメル質がやわらかくなっています。すぐに歯を強く磨くとエナメル質に傷がつきやすくなります。また、第三章で大人の歯の特徴として述べた根の部分は、エナメル質の保護がなくて象牙質が露出しているため、とくに傷がつきやすい状態です。

さらに、食後は口の中の細菌は食事とともに胃に流されて激減しているため、丁寧に磨く必要もありません。日ごろは意識しないかもしれませんが、食後の口の中を思い起こしてください。ネバネバしていないでしょう。乾燥も口臭もほとんど感じることはありません。これは、口の中がサラサラの唾液で満たされて細菌もあまり存在しない、良好な状態だからです。食後30分ぐらいはその状態が続きます。

食後すぐに歯を磨きたくなるのは、歯磨き剤に含まれる発泡剤や研磨剤、香料によって爽快感を得られるからではないでしょうか。確かに、磨いた瞬間はすっきりするかもしれません。しかしそれは、歯磨き剤に含まれる薬剤成分の作用によるそのときだけの感覚です。爽快感を覚えてもらえるように配合されているのです。それによって、きれいに清掃されて口腔の健康を保っていると誤解しがちです。実際には、汚れや食物残渣《ざんさ》（食べかす）が取り切れていないということが多々あります。

食後に歯を磨きたいときは、天然の歯磨き剤である唾液を活用してください。舌先を歯ブラシに見立てて、唾液で歯の表面を磨くようになぞりましょう。食後の歯の再石灰化にも大いに役に立ちます。口の中で多くの唾液が流れているほど、歯の表面が洗われて汚れも付着しにくくなるからです。これは食後でなくても「いつでもどこでもできる歯磨き法」です。本を読みながらでもできますので、いますぐ行ってみてください。

一方、空腹のときには口の中が乾燥してネバネバ感を覚え、口臭を自覚することがあるでしょう。この場合は唾液が不足して細菌が増えている状態です。食前に口の中のネバネバを感じたら、水を飲む、水で口をすすぐ、それができないときは、第二章の口腔トレのどれか行いやすい方法を状況によって選び、少しでも実践して唾液分泌を促してから食事をしてください。すると、唾液による嚥下機能が促進されます。

食後は水で口をすすいでからゴクンと飲みこもう

では食後、歯間などにつまった食べかすはどうすればいいのでしょうか。

食べかすを取り除いて口臭も抑え、口からのどの粘膜を潤すことができるとっておきの方法があります。それは、「食後、ひとくち程度の分量の水を口に含み、縦に4〜5回と横に4〜5回、ぐちゅぐちゅとすすいでからゴクンと飲みこむ」ことです。その水を吐き出すのではありません。飲むことで、口臭予防と、のどの奥までの洗浄と保湿になります。

私はこれを「ぐちゅぐちゅゴクン」と名付けて推奨しています。

患者さんには、「お父さんがよくしていて、汚いなぁと家族で話していたのですが……」と驚かれることが多い方法です。しかし、お父さんが正解です。

いまの60歳以上の世代の若いころには、食後にお茶でぐちゅぐちゅして口を洗う習慣がありました。食後すぐは自分の食べたものが口の中に残っているだけで細菌もほとんどいないので、汚いことはまったくありません。災害の現場や避難所で節水を余儀なくされる場合にも、この水すすぎで飲みこむ方法は推奨されています。飲みこむためにも、洗口剤ではなく、水や白湯《さゆ》、お茶ですすぐことがコツとなります。

その後に唾液を利用して、「舌回し体操」（75ページ）で歯の表面や歯ぐき、上あご、下あごをなぞってみてください。前述のように、唾液を歯磨き剤に、舌先を歯ブラシに見立てて、口の中を磨くイメージで行いましょう。

食後すぐのタイミングで実行しておきたいもうひとつのケアは、つまようじや歯間ブラシ、デンタルフロスなどで食べかすを取り除くことです。食べかすはまだ歯垢になっていないため、つまようじや歯間ブラシで容易に取り除くことができます。歯磨き剤を使わないので、唾液を洗い流すこともありません。

歯間や歯と歯ぐきの境目のブラックトライアングルにたまった食べかすを取り除くと、そこに唾液が流れてむし歯の自然修復作用である再石灰化に役立ちます。そのために、「マイ歯間ブラシ」を常に携帯するとよいでしょう。

食後すぐのタイミングでの口腔ケアには、「唾液で歯磨き＋ぐちゅぐちゅゴクン＋舌回し体操＋歯間ブラシ」を行いましょう。2～3分でできます。

唾液が激減する睡眠中にむし歯と歯周病が進む

唾液の分泌が1日のうちでもっとも増える時間は食事中と食後だと言いました。では唾液がもっとも減る時間帯とはいつでしょうか。

それは、「睡眠中」です。睡眠中は体の生理的活動が低下し、涙や胃腸の運動が鈍化、呼吸器系や脳も休息し、体から排出される液体すべてが減少します。唾液の分泌量は1日1〜1・5Lと述べました。そのうち、安静時の分泌量は1時間あたりの平均が約19㎖であるのに対して、睡眠時は平均2㎖と激減します。これは大小の唾液腺の活動がとまるためと考えられています。

つまり、睡眠時は、唾液のすべての作用が期待できず、口の中は細菌が繁殖して急増します。このため、むし歯や歯周病の多くは睡眠中に進行するのです。そこで、夜寝る前に歯を磨いて、できるだけ歯垢を取り除いておくことがプラークコントロールにとって最重要になるわけです。夕食後は前述の唾液による口腔ケアをして、「寝る直前」に丁寧に磨いてください。

次に、朝起きたときの口内の状態に注目しましょう。口の中が渇いてネバネバしているでしょう。年齢とともに自覚する人が増えますが、そのネバネバが細菌の増殖を示しています。起床してすぐは、口の中は細菌のかたまりでいっぱいなのです。歯磨きをしないで朝食をとると、食べ物の糖が、大量のネバネバに棲む細菌と結びつき、歯垢をどんどんつくります。また、起床してすぐに水を飲むのもいいことではありません。口の中いっぱいの細菌をのどや体内に送ることになるからです。その弊害は第七章で詳しく述べますが、水を飲むのは歯磨きのあとにしましょう。

毎日、朝起きたらできるだけ時間を置かずに、歯磨きをしてください。それもいきなり歯ブラシを使わないで、まずは水で口を何度かすすぎましょう。ネバネバの細菌を少しでも口の中から追い出したあとに、歯磨きを丁寧に行います。磨きかたは後述しますが、すすぎをしないで歯ブラシを使うと、細菌をブラシで口の中いっぱいにかき回すことになります。

もし、面倒なときやしんどいときは、発泡剤やアルコールを含まない、殺菌性がある洗口剤ですすぎましょう。ただし、歯垢は歯間や歯と歯ぐきの境目に付着するので、洗口剤だけでは不十分な場合がほとんどです。できるだけ歯ブラシで磨いてください。

起床後すぐに歯を磨くことで、朝食時に細菌を体内に取り込む量は減り、糖尿病や誤嚥性肺炎など体と脳への悪影響の予防に直結します。もう一度述べますが、歯磨き後に口腔トレ（第二章）を行ってから朝食をとると、唾液の分泌量が増えて食事中の咀嚼や消化、食後の再石灰化を促すことができます。

歯磨きのタイミングを1日の時系列で整理すると、「起床直後と睡眠直前の1日2回」は必須です。このときは時間をかけて丁寧に磨きましょう。仕事中や外出時は、「ぐちゅぐちゅゴクン」と、つまようじや歯間ブラシで食べかすのケアをします。余裕があれば、食後20～30分を過ぎてから、軽く歯磨きをしましょう。この場合は1日に5回、歯磨きをすることになります。それが理想ではありますが、平日はなかなか難しいでしょう。

まずは「起床直後（朝食前）と睡眠直前は必ず磨く」ことを習慣にしてください。そのうえで、1日に数回の口腔トレを行うと、唾液の分泌促進とプラークコントロールが可能になります。

なお、歯磨きのタイミングは、歯科医の間でも意見がわかれることがあります。磨き忘れる、磨きたくないという人も多く、食後すぐなら習慣にできそうと思う場合は、それでもよいでしょう。まめに磨こうとする大人と、面倒で磨きたがらない子どもでは習慣にできるタイミングが違うように、大人でも性格や職業、生活習慣の違い、口腔状態の差、口の中の悩み、使う歯磨き剤などが千差万別で、それぞれに応じた方法があるでしょう。私も、その人の習慣などを尋ねてからアドバイスをしています。ただし、いつ、どのように磨けばいいかと効率性や効果を考える場合は、唾液の作用を活用すること、また唾液の分泌を促すにはどうすればいいか、ということを重視してください。

「フッ素配合濃度1450ppm」の歯磨き剤はむし歯予防になる

歯磨き剤の選び方についても、よく尋ねられます。多種の効能が表示された歯磨き剤や洗口剤がドラッグストアにずらっと並ぶ様子を見ては、これではチョイスは難しいだろうと常々思っています。「自分の歯や口の悩みに応じたタイプを複数買って併用する」のが得策でしょうが、それにしても種類が多いです。そこでまず、歯磨き剤の基本情報を伝えておきます。

歯磨き剤は、人体に使用される製品であるため、「薬機法（正式には、「医薬品、医療機器等の品質、有効性及び安全性の確保等に関する法律」。旧・薬事法）」で製品分類などについて規制があります。大きく「医薬部外品」と「化粧品」に、また市販では少ないですが「医薬品」に分類されるタイプがあります。

いずれも、基本となる成分は、研磨剤（清掃剤）、発泡剤、湿潤剤（保湿剤）、結合剤、香味剤などで、医薬部外品の歯磨き剤はそれらの成分に加えて、各メーカーが製品によって、フッ素（フッ化物）、抗菌剤、殺菌剤などの薬効成分を配合しています。そのうえで成分に見合った、「むし歯の発生および進行を予防」「歯肉炎・歯周炎の予防」「口臭予防」「ホワイトニング」などと効能の表示をしています。

医薬部外品と医薬品の歯磨き剤の多くには、「フッ素」が配合されています。フッ素は、歯の再石灰化作用を促してエナメル質のダメージを修復する、歯の質を強くする、口の中の細菌の活動を抑える抗菌作用、酸の産生を抑制する作用などがあり、歯磨き剤ではフッ素濃度が950ppm以上のものがむし歯の予防に効果が認められています。フッ素のむし歯予防に関する効能については世界中でも数多くの調査があり、予防率は30〜40％、成人と高齢者の歯の根元のむし歯には67％の予防効果が報告されています。

日本では2017年3月に、市販の歯磨き剤に配合できるフッ素濃度の上限が引き上げられました。それまでは1000ppmに規制されていたのが1500ppmまでとなり、以降は配合濃度が1450ppmという市販品を見かけるようになりました。今後、このタイプは増えていくでしょう。

「ppm」とは、parts per million の略で、1ppmは100万分の1を示します。パーセントにすると、1500ppmは0・15%です。配合濃度が低い成分などはppmでの表記がわかりやすく、歯磨き剤ではppmという単位が使われています。

また、市販の洗口剤にもフッ素配合タイプが登場しています。フッ化ナトリウムを1㎖中0・5㎎配合するものが多く、計算としては1450ppm配合の歯磨き剤よりはフッ素濃度が低いですが、むし歯抑制効果は歯磨き剤と同じ程度と報告する製品もあります。

寝る前にフッ素配合1450ppmの歯磨き剤で磨いてから、このタイプの洗口剤を併用すると、睡眠中のむし歯抑制に有用だと思われます。参考までに述べると、歯科医院では9000ppmのフッ素を歯に塗布する治療をしています。

歯磨き剤や洗口剤をチョイスするにあたってもっともよい方法は、歯科医院で相談することです。自分の口腔の弱点や現時点でのダメージの回復を勘案して、適切なタイプを教えてくれるでしょう。市販されておらず、歯科だけで取り扱う歯磨き剤や洗口剤もあり、それらは安全性が高いと考えられます。自分で選ぶ場合は、フッ素配合1450ppmで、次に述べる発泡剤や研磨剤不使用のタイプを選ぶといいでしょう。

使用を避けたい歯磨き剤

市販の歯磨き剤を選ぶときに避けたいのが、「発泡剤」「研磨剤」「香料」の含有が多いタイプです。これらは基本成分なので多くの歯磨き剤に配合されていますが、含有率は明示されていません。どう見分けるかというと、パッケージに「爽快感」「口臭予防」などをうたうタイプには発泡剤が、「研磨剤入り」や「ホワイトニング用」「ヤニ取り用」「顆《か》粒《りゅう》」「つぶつぶ」と表示されたタイプには研磨剤が、「口臭予防」などと明記されたタイプには香料の含有率が高いと考えられます。

発泡剤の成分は、主に合成界面活性剤（ラウリル硫酸ナトリウムなど）で安価な歯磨き剤に含まれています。台所洗剤やシャンプー、髭剃《ひげそ》りクリーム、液体洗顔石けん、ボディソープ、各種の洗剤の多数に含まれる成分と同じです。

歯磨き剤での役割は、泡立ちをよくして口の中のすみずみにまで成分が行き渡るようにすること、歯の黄ばみや歯垢を取り除くように作用すること、爽快感を与えることなどです。ただし、発泡剤が多い歯磨き剤を歯ブラシにべったりとつけて磨くと、口の中がブクブクと泡立ってすぐに磨いた気分になり、よく磨かないうちに吐き出してしまいがちです。また、泡を切りたくてしっかりすすぐため、肝心のフッ素を歯に付着させることができず、むし歯予防にもあまりなりません。

このとき、唾液も同時に流出します。粘性の涙で守られている目を、泡立ちがいい石けんで洗うと目の健康に悪いことは想像がつくでしょう。口も同様に、粘性の唾液で守られています。石けん洗浄にあたる行為は逆効果なのです。泡立ちがよいタイプの歯磨き剤や洗口剤を使用している患者さんにその目的を尋ねると、多くの方が「口臭ケアとすっきり感がほしいから」と言われます。しかしながら、唾液には消臭作用があるため、それを洗い流すことになってこれも逆効果になります。

香料の場合は、香料そのものには口腔への悪影響はないと思われますが、香りや味わいの影響で、これもまた、「あまり磨けていないのに磨いた気分になる」というデメリットがあります。

次に、研磨剤（成分名は炭酸カルシウム、リン酸水素ナトリウム、無水ケイ酸など）を多く含むタイプは、タバコのヤニなどの汚れ、食べ物の色素の沈着などを落とす用途があります。その反面、汚れや色素とともに、研磨力によって歯のエナメル質まで削り落とす、傷をつけることがあるわけです。するとそこに歯垢がたまりやすくなり、むし歯を誘発することもあります。また、研磨剤入りのタイプでゴシゴシと力強く磨いていると、歯ぐきが傷ついてやせていき、象牙質まで刺激が伝わって、知覚過敏症になる可能性が高くなります。実際、知覚過敏を訴える患者さんに尋ねると「ホワイトニング用と表示があるものを買って、毎日必死でこすっている」と言う方が多いのです。

研磨剤入りの洗剤で陶器を磨く様子を想像してください。洗ったそのときは汚れが落ちてきれいになったように見えますが、日が経《た》つにつれて汚れや着色が取れにくくなります。陶器の表面には、研磨剤の摩擦で微細な穴や傷ができて、そこに汚れが付着していくからです。研磨剤入りはホワイトニング用として人気があるようですが、実は歯も陶器と同じように、いずれはかえって汚れが目立つようになります。

とくに、大人のむし歯ができやすいと述べた歯の根元は、象牙質がむき出しになっているので傷つきやすいと言いました。「歯周ポケット」と呼ぶ歯と歯ぐきの境目のすき間（23ページの図参照）には研磨剤がつまることがあるので、歯周病の人は研磨剤入りの歯磨き剤は使わないでください。研磨剤は「清掃剤」と表記されていることも多いので注意して見分けましょう。

どうしても、ホワイトニングのためなどで研磨剤入りを使いたい場合は、使用頻度は2週間に1回以下にして、ごく少量をブラシにつけて、決して強くこすらずに、歯の汚れだけを落とすイメージで短時間で磨きましょう。なお、歯の黄ばみや着色のケアについては、第六章で詳述します。

近ごろは、発泡剤、研磨剤不使用と表示するタイプ、発泡剤や研磨剤に自然由来の成分を用いるタイプなども市販されています。値段は高くなりますが、少量の使用で十分であり、1本で数カ月も使えるので、口の中の健康を考えるとそうしたタイプを選ぶほうが得策と言えます。

歯ブラシはストレートと山切りタイプを使い分ける

歯ブラシは周知の通り、毛先がストレート（フラット）のタイプ、細くなっていく山切りタイプ、ふつう・細い・極細の各タイプ、ヘッドが大きい・小さい各タイプ、ブラシがかため・ふつう・やわらかめの各タイプなどがあります。どれを選ぶかは、個人の歯によって適性があるので、歯科医院で相談してください。

自分で選ぶ場合は、私は30歳以降の人には、毛先は細いタイプでストレートと山切りの両方を使い分ける、硬さはふつうかやわらかめ、ヘッドは小さめを勧めます。毛先がストレートでは歯のサイドの面を、山切りタイプでは歯と歯ぐきの境目や、歯の根元、ブラックトライアングル、噛む面を磨きます。毛先が細くやわらかいほうがいいのは、力が入りにくいこと、歯間やブラックトライアングル、歯周ポケットを磨きやすいこと、ヘッドが小さいほうがいいのは、奥のほうや隅のほうまで磨きやすいからです。ブラシは、かためだと歯の表面や歯肉に傷がつく可能性もあるため、ふつうかやわらかめを選びましょう。

私が勧めているのは、これに加えて、「ワンタフトブラシ」と呼ぶ、ブラシがヘッドの中央で小さく束になったタイプを併用することです。歯と歯ぐきの境目や、ブラックトライアングルに活用できます。また、歯周病の方には、市販のV型の毛先の歯ブラシを用い、歯磨きとつまようじの機能を同時に使うことができる「つまようじ法」も勧めています。

そして、電動や音波、超音波歯ブラシと手動のどちらがいいか、ということもよく聞かれます。これは個人の性格、好みによること、磨き方によってメリットとデメリットがあるので一概には言えません。電動では、このごろはスマホにインストールして使うアプリと連動して、磨く場所の指示、磨く圧力や磨き残しの警告、磨く時間などを管理するタイプも市販されています。気になる場合は試してみて、手動とどちらがいいかを比較してください。

ただし、電動や音波、超音波の場合、どうしても圧力をかけがちなこと、かえって磨き残しが多くなることがあるので、歯や歯ぐきには軽くそっと押しあてる、1本ずつ丁寧にあてて磨くように意識をしましょう。とくに磨きにくい場所は、歯科医院でアドバイスを受けて、手動で仕上げてください。

効率がよい大人の歯磨き法とは

感染症を予防するための効率よい歯磨きを行うためには、これまで述べた大人の歯の特徴に沿った方法を実践する習慣をつけることです。若いときはとにかく面倒で、数秒しか磨かなかった人もいるでしょうが、中年になるとさすがにそれでは口腔衛生に悪いということはおわかりでしょう。理屈を理解して丁寧に磨くことができる、それが大人の歯磨きだと私は考えています。そのちょっとしたコツを紹介します。

・歯磨きの前に、水で口をすすぐ

「起床後すぐに歯磨きをしよう」と説明した際にも伝えましたが、まずは水で数回、口の中をすすぎます。そうすると、細菌をある程度洗い流すことができます。髪を洗う際にも、シャンプーをつける前にお湯で洗い流すでしょう。あれで汚れが半分以上取れると聞きます。とくに、口の中がネバネバするときは必ず「歯磨き前のすすぎ」をしてから歯を磨きましょう。

・歯ブラシに水をつけず、歯磨き剤を直接乗せる

歯ブラシに歯磨き剤をつける前に、水で濡《ぬ》らす人が多いようです。ブラシの清掃と、石

けんで手を洗うときのように泡立ちをよくするためだと思われます。しかし先に水をつけると、フッ素など歯磨き剤の薬効成分を水分で薄めることになります。

また、「発泡剤入りの歯磨き剤はＮＧ」の理由として述べたように、泡立ちがよいと、爽快感で歯磨きをさっさと終えてしまうことになりがちです。歯磨きの目的は爽快感を得ることではなく、歯垢を除去することです。泡立ちがよいと逆に丁寧に磨くことができません。歯磨き剤は発泡剤を含まないタイプでも、水をつけなくても、唾液と混じるとけっこう泡立って磨きやすくなります。歯磨きに水は不要です。つい水で濡らした場合は、ティッシュで拭いてから少量の歯磨き剤をつけましょう。そのこまめさが、ケアをより有用にします。

・歯磨き剤はべったりつけず、小豆大の量でよい

歯磨き剤をブラシの端から端までべったりつけると口の中で泡立ちが過剰になり、刺激も強くて念入りな歯磨きができません。とくに、歯ぐきがやせて露出してきた歯根面は、刺激が弱いタイプをごく少量だけつけて磨いてください。

・歯磨き剤は歯にまんべんなくつける

いつも磨き始める歯にだけ歯磨き剤がたくさん付着することはありませんか。歯磨き剤は、最初に全部の歯に歯ブラシでさっとつけてから磨いてください。何度かに分けて、歯磨き剤をつけ直しながら磨いてもよいでしょう。また、とくに歯磨き剤は使わなくてもかまいません。ブラシに食塩や水だけをつけてやさしく磨くのもよい方法です。

・歯を磨く力はあくまでソフトに

ブラッシングの圧は100～200gで、手のひらをブラシでそっと押してみて毛先がゆがまない程度が適正です。キッチン用のはかりなどで確認してみてください。歯ブラシの毛先が2週間以内に広がる場合は、力の入れ過ぎと考えられます。歯ブラシは毛先が広がると、汚れを除去することができません。毛先が広がったら、あるいは2週間～1カ月使用したら交換しましょう。

大人の歯の基本の磨きかた

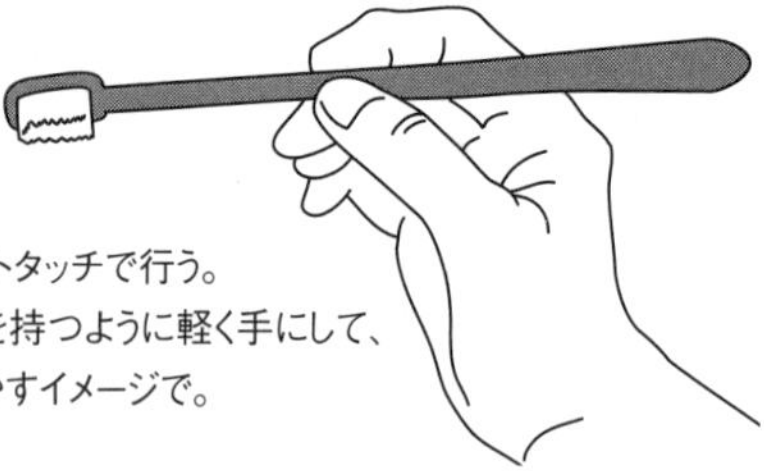

歯磨きは力を入れずにソフトタッチで行う。
そのため、歯ブラシはペンを持つように軽く手にして、
手首を使って軽やかに動かすイメージで。

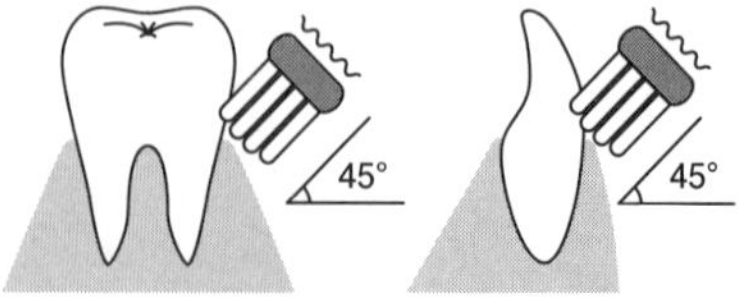

歯と歯ぐきの境目に毛先を45度に、先を歯周ポケットに入れるようにしてあて、1、2本ずつ小刻みに、往復運動をしながら磨く。

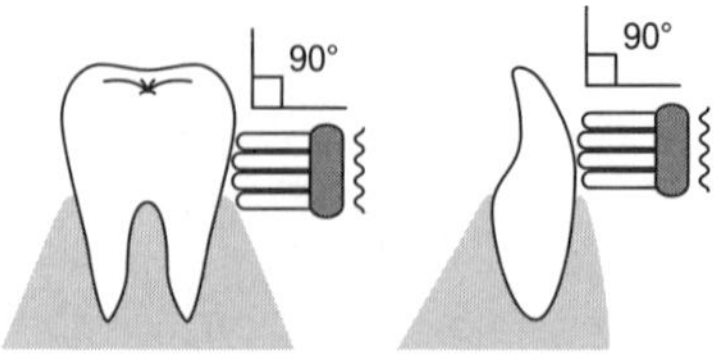

歯の側面に毛先を90度にあてて、同様に磨く。

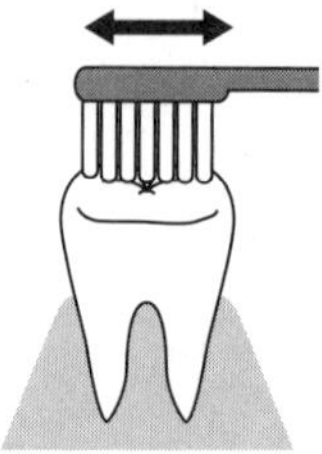

奥歯（上下左右はどこからでもOK）の噛む面に歯ブラシの先端の毛先をあて、同様に磨く。奥の端はもっとも磨き残しが多いので注意。

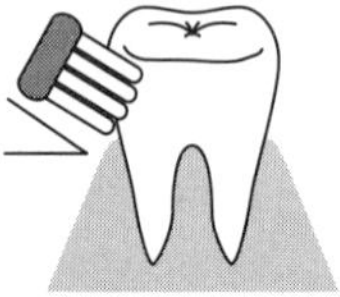

奥歯の内側は、口を大きく開いて歯ブラシを斜めにあてて磨く。

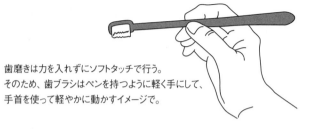

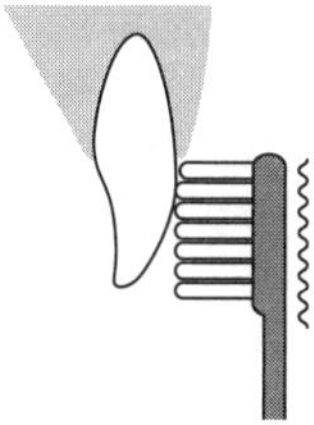

前歯の外側、犬歯など並びがでこぼこしている歯の外側は、歯ブラシを縦にして1本ずつ磨く。

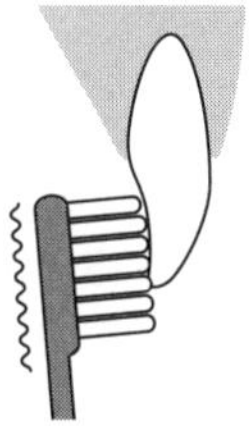

上の前歯の内側は、歯ブラシを縦にして先端の毛先を使い、1本ずつ小刻みに磨く。

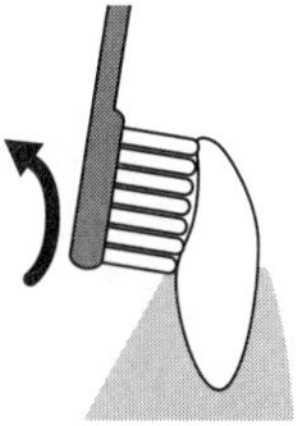

下の前歯の内側は、歯ブラシの先端やかかと部分を使い、すくいあげるようにして同様に磨く。

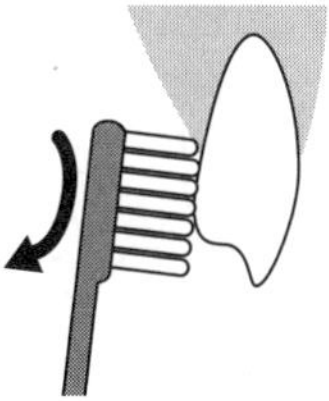

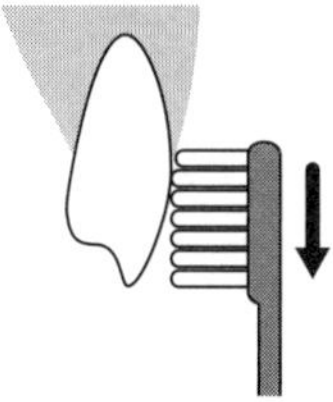

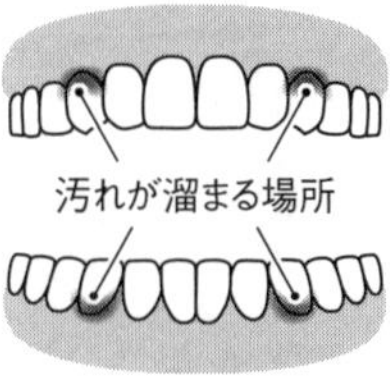

犬歯を忘れずに磨く。奥歯を磨くときには犬歯から奥だけを磨き、前歯は犬歯の手前でやめることが多いので注意。また、カーブが大きいので両端や歯根面に汚れが残りやすい。カーブに沿って歯ブラシをあてて外側は縦磨き、内側は歯根面から汚れをかきだすようにと、意識して丁寧に磨く。

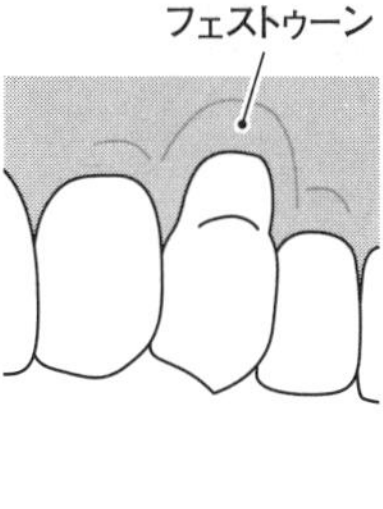

犬歯は、歯ぐきの縁が「浮き輪状」に盛り上がる「フェストゥーン」と呼ぶ形態異常になりやすい。磨き残し、誤った方向のブラッシング、力の入れ過ぎによって起こるので注意が必要。

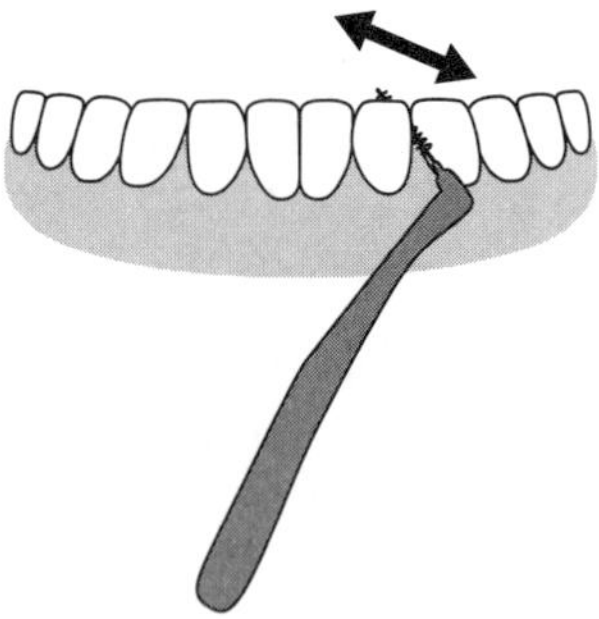

歯ブラシが届かない場所やブラックトライアングルに、そっと歯間ブラシなどを差し込み、3、4回往復させて食べかすや歯垢を取り除く。ブラックトライアングルは、歯間ブラシよりすき間のほうが大きいことがあるので、歯に沿ってブラシをあててかき出す。必ず、歯の内側からも歯間ブラシで磨く。忘れないために、内側から先に磨くのもよい。

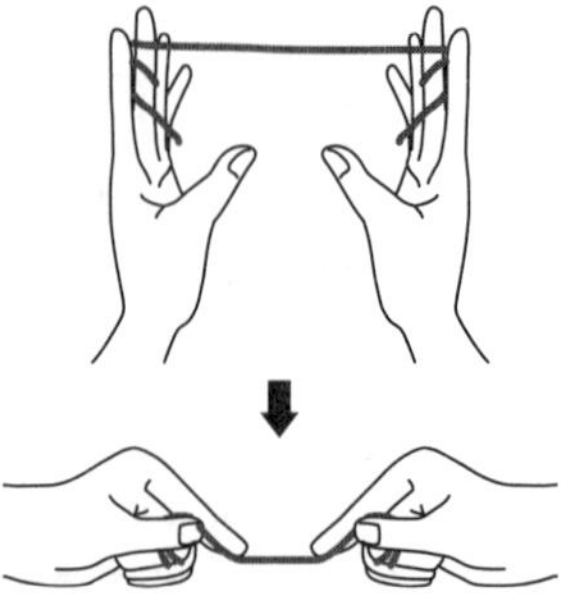

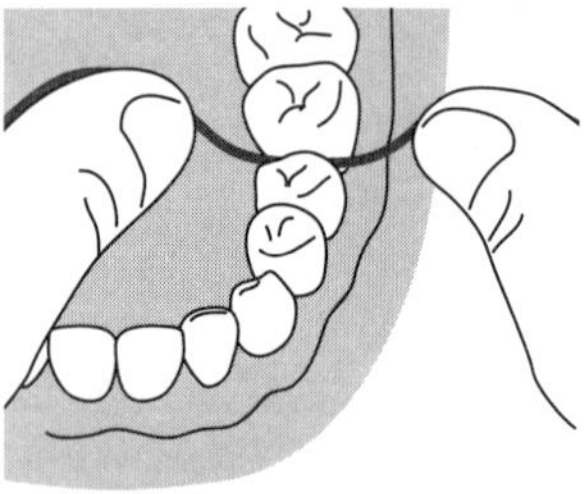

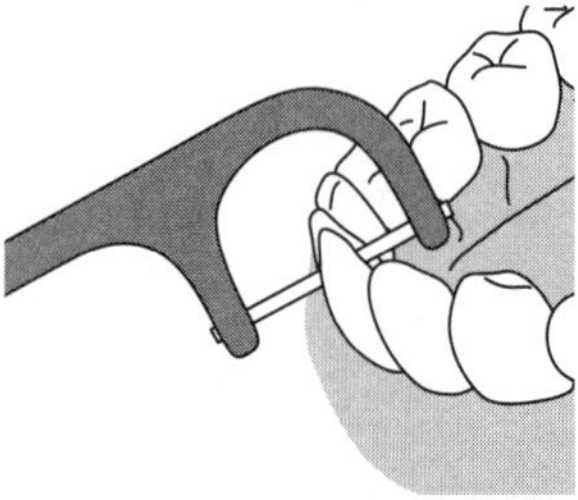

指に巻き付けたデンタルフロスを、歯と歯の間にゆっくりと、前後に動かしながらはさみ入れる。磨く側の歯にひっかけて、前後や上下に数回、往復させて、食べかすや歯垢を取り除く。糸ようじの場合も同様に。

・歯と歯ぐきの境目、ブラックトライアングルを重点的に磨く

大人のむし歯ができやすい場所から歯を1、2本ずつ、歯ブラシを小刻みに動かしながら磨きます。一度に数本を磨こうとして歯ブラシを大きく動かすと、歯垢は取り除けません。また、意外に磨き忘れが多いのが犬歯《けんし》（糸切り歯）で、磨き残しにより歯ぐきの異常や歯周病が多くなります。磨きかたは、129ページを参照してください。

・歯間とブラックトライアングルは、歯間ブラシ、デンタルフロス、糸ようじを使い分ける

実は歯磨き法としてもっとも重要なのはこれです。歯垢がたまりやすい部分を磨くことができるからです。中でも歯間をきれいに清掃できるのはデンタルフロスです。指に巻きつけて歯間にそっと差し入れ、歯の面に沿って数回前後させましょう。次の歯を磨くときは必ず、フロスをずらしてから新しい部分を使ってください。

むし歯も歯周病も感染症だとくり返し述べています。フロスを使いまわすと、むし歯菌や歯周病原菌が別の歯にすぐに感染するので必ず使い捨ててください。ただし、ブリッジ

の人は、歯間ブラシなど使いやすいタイプを適宜選びましょう。歯間ブラシはいま、細さややわらかさが細かく段階分けされて多くの種類が市販されています。できれば歯科医院で相談し、自分の歯と歯ぐきに合うものを選んでください。

・歯磨き後のすすぎは1回でよい

フッ素や抗菌・殺菌剤など薬効成分配合の歯磨き剤を使用した場合、何度も水ですすぐと、せっかくの成分が流れ出して効能が薄くなります。歯磨き後は本来は水を使わず、口の中のものを吐き出すだけでいいのですが、気持ちが悪い場合は、少量の水で軽くすすぐだけにしましょう。

だらだら食べても唾液は増えず、歯に悪い

次に、プラークコントロールとして、食事と関係するケアを伝えます。

患者さんから、「食後に唾液の分泌が増えて初期むし歯が治るのなら、食事を小分けにして1日に何度も食べるほうがよいですか」と尋ねられることがあります。初期むし歯が

唾液の作用で自然に修復されることを考えると、誰しもそう思うかもしれません。

しかしながら、そうはいかないのです。何度も食事をくり返した場合、確かに唾液の分泌量は増えますが、食べ物が口の中にとどまる時間が長くなるので細菌のエサも増えます。次には、細菌が産生する「酸」も急増し、口の中が酸性化している時間が長く続きます。すると、唾液による初期むし歯の修復作業が追いつかなくなるわけです。

つまり、糖質を多く含む間食や、次に述べる酸性が強い炭酸ドリンクなどの飲食をだらだらと続けると、その分、口の中に細菌が増えて、むし歯や歯周病になりやすいことがわかっています。それを避けるために、再石灰化の作業が終わる食後3時間は食べないこと、食事の間隔は3時間以上あけるようにしてください。

「スポーツドリンクで歯が溶ける」は本当。「酸蝕歯」と呼ぶ

第三章で、患者さんの歯の悩みに「歯のすき間にものがはさまる」が多いこと、その理由は「大人の歯の特徴である歯根面の露出」と説明しました。それとは別にもうひとつ、「歯全体が溶けて小さくなる症状」について説明します。

体の健康によいとされるドリンクは、実は口腔の健康、とくに歯にとっては悪い影響を及ぼすことが多いのです。「食事をすると歯が全体的にしみる感じがします。むし歯ではないようですが」と言って受診される患者さんは年々増えています。しみる理由は、歯のエナメル質が溶けて神経が過敏になっているからです。実際、先の患者さんに食習慣を問診すると、「酸性が強いドリンクをちびちび飲んでいる」ことがわかりました。

何度も述べますが、歯の表面を覆う硬くて白いエナメル質は、口の中が酸性になる、あるいは、歯に酸が付着すると溶けやすいという性質があります。そして、第一章でも触れたように、エナメル質が酸で溶かされて摩耗した歯を「酸蝕歯」と言い、そのようになる症状を「酸蝕症」と呼びます。むし歯、歯周病に次ぐ、第3の歯科疾患と言われると紹介した通り、洋食習慣が根付いた日本では若い年代の患者さんも急増しています。酸蝕歯は1本や2本だけではなく、複数の歯、あるいはすべての歯のエナメル質が全体的に薄くなって象牙質が見えてくるという特徴があります。前歯が数本そうなっているのはよくあることで、歯の角が欠ける、折れる、ひびが入る、黄色く変色する、飲食のときにしみて痛みが出る、むし歯になるなど、さまざまなトラブルに発展します。

患者さんの中には、「5年ほど前からマラソンを始め、常にスポーツドリンクを持って少しずつ飲みながら走っている」「クエン酸が体にいいと聞いたので、毎日レモンのスライスを食べている」という人が、「歯が妙にしみる」と訴えるケースがあります。

酸性が強いクエン酸を含むスポーツドリンク、炭酸を含む炭酸ドリンク、リン酸を含むコーラ類飲料、乳酸を含む乳酸飲料、酢酸を含む黒酢飲料などをよく飲んでいると、その間、歯は常に酸性にひたされていることになります。また、これらには糖質も多量に含まれるというダブルパンチで、歯がこういったドリンクにひたっている間は唾液があまり分泌されません。そうするとエナメル質が溶けるほうが早く、再石灰化による修復作用は追いつきません。そうして、歯は本当に溶けていくのです。

健康によいとされるドリンクは酸性が強い

ここで、口の中の状態や唾液の性状をよくするための条件となる、酸性・中性・アルカリ性についておさらいをしながら、飲食物との関係について補足しておきましょう。酸性やアルカリ性を示すpHの値は、7が中性です。水がその7にあたり、数字が小さくなるにつれて酸性が、大きくなるにつれてアルカリ性が強くなります。口の中は通常pH6・5〜7で、弱酸性から中性となっています。

ただし、歯のエナメル質は、pH5・5以下の酸性に弱く、酸性の飲食物ばかりを口にしていると脱灰が始まります。

スポーツドリンク、炭酸ドリンク、黒酢飲料、乳酸飲料はどれも酸性だと述べたように、pHは3・0前後です。また、疲労改善によいとされるグレープフルーツ、レモン、オレンジなどのクエン酸を含むかんきつ類とそのジュース、梅酒、酢を使ったドレッシングも同様です。それに、ポリフェノールを含むことで健康によいと言われる赤ワインもpH2・9〜4・0で酸性が強いのです。なお、健康ドリンクではありませんが、コーラ類飲料はpH2・1ほどでとくに酸性が強いため、注意が必要です。

つまり、「健康増進のために飲んでいるドリンクが、実は歯には悪い」ということになります。これらのドリンクを飲んではいけないというのではなく、患者さんの中でもこの事実を知らない人が多いため、まずは認識しましょう、という提案です。

歯を溶かさないためにすぐに実践したい習慣とは

かつては、メッキ工場やガラス工場などで、酸性ガスを吸って酸蝕症を発症するケースも見られましたが、現在では環境改善によって減少しているとされています。

酸蝕症の原因として、飲み物、食べ物、環境といった「外因性」の一方で、「内因性」のものもあります。それは、塩酸からなる胃液です。胃液のpHは1・0〜2・0と強酸性です。逆流性食道炎や妊娠中のつわり、急性アルコール中毒、拒食症、摂食障害などでおう吐《と》や胃液の逆流が頻繁であると、口腔が酸性になります。これらの場合は原因となる病気の治療が先決ですが、口腔のケアも合わせて行う必要があります。

次の症状のうち、ひとつでも該当すれば酸蝕歯の可能性が高いでしょう。思いあたることはありませんか。

□　歯がしみるように痛い
□　歯の先端が丸くなってきた

□ 歯の黄ばみが目立つ
□ 歯の先端が透けて見える
□ 歯の表面に小さなへこみができた
□ 逆流性食道炎など、何らかの病気でおう吐することが多い

酸蝕歯の予防のために、次のことを実践しましょう。

• 食事は全般に酸性のものが多いので、アルカリ性の食品、主に海藻類、野菜類、豆類、梅干し、カルシウムの多い乳製品などを同時に食べて、口の中を中和する。
• 夜、黒酢やスポーツドリンクを健康のためだと考えて飲み、そのまま寝るのが歯にはもっともよくないので避ける。睡眠中は唾液の分泌が激減するので、修復作用が働かずに歯のエナメル質が溶けっぱなしになりやすい。
• 酸性が強いドリンクを、ちびちび、だらだら飲まない。
• 赤ワインやビール（pH4・0前後）などの酒を飲むときは、同じ量の水を飲み合わせる。

歯にも体の健康にもよい。

・酸性の飲食物を口にしたあと、すぐに硬い歯ブラシや研磨剤入り歯磨き剤で歯をゴシゴシと磨かない。エナメル質の摩耗が激しくなる。

・酸性の飲食物を口にしたあとや寝る前は、水や洗口剤で口をすすぐ、水を飲む、口腔トレを行って唾液の分泌を促すなど、口腔ケアをする。

口の中のシュガーコントロールを

酸蝕歯とは分野が異なりますが、甘いもの好きの人のためのプラークコントロールのひとつとして、ここで伝えておきたいことがあります。それは、口の中に砂糖を長く滞在させないようにコントロールする必要があるということです。

砂糖は糖分のかたまりであるため、これまで見てきたように口の中で細菌のエサとなってむし歯をつくります。母乳中の乳糖も影響するため、乳首をくわえたままで赤ちゃんを眠らせると、乳歯の前歯がむし歯になり、ぼろぼろになるケースもあります。むし歯、歯周病対策には、砂糖がたっぷりの甘いお菓子はできるだけ食べないようにする、もしくは、食べたときにはすぐに「ぐちゅぐちゅゴクン」（111ページ）や「舌回し体操」を行って、口の中に砂糖を残さないことがとても重要です。

のど飴やガムはノンシュガーのものを選ぶべきですが、市販の飲食品では、落とし穴もあります。

ダイエットに関連する情報などでも知られているように、「ノンシュガー」「シュガーレス」「無糖」「糖類ゼロ」などと表記されたお菓子や飲料でも、微量の砂糖が使用され、糖分が含まれている場合が多くあります。栄養表示基準では、食品100gや飲料100㎖に対して、含まれる糖類が0・5％未満だと「ノンシュガー」などと表示することが可能になっているからです。つまり、「ノンシュガー」「シュガーレス」などの飲食品でも、砂糖の含有は0％ではないことがあるため、成分表示を確認して、0％のものを選びましょう。

もうひとつ、白いご飯とパンではどちらが歯にとってよいかを伝えておきましょう。それは、ご飯のほうです。pHはあまり変わらないのですが、パンは砂糖やジャムを使用していて、主食というよりお菓子の部類に入ることが多い、しっかりと噛まなくても食べられる、さらに小麦粉の粒子が小さいので歯にくっつきやすい、歯磨きで除去しにくいなどの傾向にあります。一方、ご飯は、健康によいと考えられる発酵物（味噌《みそ》、漬物など）などと一緒に食べることや、繊維質が豊富な食材とともによく噛んで食べる場合が多いこと、また、のりの作用があって舌のヒダ上の組織の奥まで清掃する働きがあるからです。

スイーツなど甘いものを食べるときは、口腔フローラの状態が悪化することを意識して、歯磨き、唾液の分泌促進、酸蝕歯の予防セルフケアも行いましょう。

第五章　唾液活用で口臭ケアを

口臭とは、口から発する硫黄化合物ガスのにおい

あるウェブサイトの健康情報の取材を受けたときに、記者さんから、「歯と口内に関する情報でもっともアクセスが多いキーワードが『口臭』です。世代にかかわらず、興味関心が高い分野のようです」と聞きました。当院のスタッフも、友人や知人の誰に尋ねてみても、「わかるわかる」と口々に言います。また、当院では「口臭外来」を行っていることもあり、患者さんにはしばしば、「緑茶は口臭予防になるそうですね」「酒やコーヒーは口臭の原因になりますか」などと聞かれることがあります。この章では、口臭を歯科の見地から解き明かし、セルフケアの方法を提案します。

口臭は、厚生労働省では「口あるいは鼻を通して出てくる気体のうち、社会的容認限度を超える悪臭」と、また日本口臭学会は「本人、あるいは第三者が不快と感じる呼気の総称」と定義しています。

口臭の原因の87％は、「口腔細菌の嫌気性菌《けんきせい》（酸素を嫌う菌の総称）が、はがれた粘膜の

上皮や血球の成分、死んだ細菌、食べかすなどのタンパク質やアミノ酸をエサにして分解するときに発する揮発性《きはっせい》硫黄《いおう》化合物（ＶＳＣ：Volatile Sulfur Compounds）」であることが明らかになっています。その主要成分は次の３種類です。

- 硫化水素…卵が腐ったようなにおい
- メチルメルカプタン…魚や野菜などの生鮮食品が腐ったようなにおい
- ジメチルスルフィド（ジメチルサルファイド）…生ごみのようなにおい

口臭は、これらが混じり合ったにおいになります。口臭の有無は個人によって感じかたが大きく違います。実のところ、患者さんの中には、口臭がほとんどないのに、「口臭があって困っている。職場で人に迷惑をかけている」と主張される方が多いのです。

客観的に口臭があるかどうかを判定する測定器はいくつかあり、当院も複数を使用しています。患者さんの硫黄化合物の量や、３種のガスの各量が基準値を超えている場合は、「口臭がある」と判定します。また官能試験と呼ぶ、医師が患者さんの吐く息を胸元で確認するブレスチェックや、患者さんの口元で確認するオーラルチェックを行い、においの強さのレベルを評価する検査を実施します。

口臭の発生場所は「歯周病」の部位と「舌苔」

その際、3種のうちのメチルメルカプタンが基準値より高い場合は、歯周病が疑われます。歯周病による口臭はこのあと紹介する「病的口臭」の原因に分類され、歯周病の治療をすることが先決になります。また、硫化水素とジメチルスルフィドが基準値より高い場合は、「生理的口臭」の場合が多く、生活習慣や体調の影響を想定して問診やほかの検査を重ねます。

揮発性硫黄化合物が産生される場所は、「歯周病」の部位と、舌の上に生える白や黄色の苔《こけ》状の「舌苔」が大半を占めます。つまり、「口臭の実体は、歯周病と舌苔の状態によって嫌気性細菌から産生された、揮発性硫黄化合物の3種が混合したガス」と言えます。

その歯周病と舌苔をまねくのは、口内環境の乱れです。口の中の1000億個以上の常在菌の中に、においのもとをつくる嫌気性菌（におい菌）が存在し、これらは唾液が減少すると活発に増殖します。「口臭を根本的に改善するためにもっとも重要な要素は、唾液」です。市場に出回るさまざまな口臭ケアグッズやサプリメントではありません。

唾液には「ラクトフェリン」や「ペルオキシダーゼ」など抗菌・殺菌作用のある成分が含まれていて、ふんだんに分泌されているときはにおい菌を閉じ込めています。その場合は消臭力がまさり、においは口の外へ出ません。ただし、これまで見てきたように、体調や生活習慣、生理現象で唾液が少なくなると、口の中が酸性に傾きます。同時に、酸を好むむし歯菌などが活性化して増殖しはじめ、におい成分を大量に産生するようになると、やがて口の外へ流出します。

くどいほど述べますが、唾液のこの働きを知らずに、あるいは無視して口臭対策グッズに頼っても、一時的には改善されても本質的なケアにはならないわけです。

誰もが発する「生理的口臭」

日本口臭学会では、硫黄化合物が増える原因により、口臭を「生理的口臭」と「病的口臭」に分類しています。

〈口臭の分類〉

生理的口臭

一般的な生理的口臭

加齢性口臭、起床時口臭、空腹時口臭、緊張時口臭、疲労時口臭など

ホルモンの変調などに起因する生理的口臭

妊娠時口臭、月経時口臭、思春期口臭、更年期口臭など

嗜好物《しこうぶつ》・飲食物・薬物による生理的口臭

ニンニク、アルコール、薬物（活性型ビタミン剤）など

病的（器質的・身体的）口臭

歯科口腔領域の疾患

歯周炎、特殊な歯肉炎、口腔粘膜の炎症、舌苔、悪性腫瘍など

耳鼻咽喉領域の疾患

鼻炎、副鼻腔炎、咽頭・喉頭の炎症、中耳炎、悪性腫瘍など

全身（内科）疾患

糖尿病（アセトン臭）、肝疾患（アミン臭）、腎疾患（アンモニア臭）など

まず、「生理的口臭」とは、日常生活において誰にでも起こりうる口から発するにおいを指します。起床時、空腹時、緊張時、疲労時、加齢などによる生理機能的な理由で、唾液の分泌が低下して、口腔に揮発性硫黄化合物が大量に産生されるためです。

生理的口臭は日内変動があります。起床時はとくに、不快なにおいがすることに気づくでしょう。その理由は第三章でも触れたように、口の中の細菌の数が便10gのそれに匹敵するほど、最大に増えるタイミングだからです。これを「起床時口臭」と呼びます。

歯科医や歯科関係者は、起床時口臭の対策もあり、朝起きたらまず、水を飲んだり朝食を食べたりする前に、歯を磨きます。また、深夜にトイレなどで目が覚めたとき、口やのどの渇きを覚えて水を飲みたくなるでしょう。その際、眠くても、まず口をすすいでネバネバを吐き出してから、水を飲んで口の中とのどの粘膜を潤すようにしています。これは

夜間に増殖する細菌を口の中から追い出し、口腔フローラをよい状態に保つための基本の行動と考えているからです。

生理的口臭は、歯を磨く、食事をする、水を飲む、うがいをする、会話をするなどで口の中の活動が増すと、唾液の分泌が増えて急激に弱くなります。体感したことがあるでしょう。この場合、治療の必要はありません。生きている限り誰もが発する、まさに生理的な事象だからです。

ここで、日本口腔外科学会による「生理的口臭の特徴」について紹介しましょう。

- 病的口臭ではないので常に周囲の人たちを不快にするわけでなく、時々不快にする事がある程度。
- 極端に近づいた場合に感じる口臭　周囲の人たちが不快感を感じる距離は、おおむね相手の顔から30㎝以内である。（通常の会話距離では、わかりにくい）
- 口臭は、あったりなかったりする。
- 身体のコンディション・ストレスに対する感受性の違い（個性）・会話条件・生活習慣

などによって、発生したり発生しなかったりする。
・多くの場合は、病的口臭と異なり、本人も気が付かない事がある。口臭が気になり不安になると、より感じるようになる。

これらに思いあたる場合は、気にする必要はなく、日ごろの歯磨きケアと口腔トレーニングで唾液の分泌を促すようにすればいいのです。

パン、納豆、糖類……口臭が発生しやすい食品とは

口臭の分類は医学会や医薬品業界などによって違うこともあります。日本口臭学会が生理的口臭に含める「嗜好物・飲食物・薬物による生理的口臭」は、よく「飲食物・嗜好品による口臭」としてクローズアップされています。

食品の中でも口臭の原因として挙げられるのは、ニンニクやネギ、タマネギでしょう。これらには硫黄を含むアリインという化合物が含まれており、切るとアリシンというニンニクやネギ特有のにおいを持つ成分に変化します。これが難儀なのは、口腔でにおいがと

どまっているわけではなく、胃で消化されたあと血液に取り込まれて、肺を経由して口臭となって吐き出されるという点です。つまり、歯磨きやうがい、口臭ケアグッズでも解消できません。1日かけて消化、代謝されて排出されるまでにおいが残ります。

これを含めて、口臭が発生しやすい食事についてまとめておきます。

- やわらかいパン、粉状になる食品…微細な食べかすが口の中に残りやすいもの。舌の上や頬と歯ぐきの間、歯間にたまりやすい。
- 納豆やチーズなどの発酵食品…強いにおいを持つ食品は硫黄を含むガスをつくりやすい。
- 糖類…炭水化物や砂糖菓子、甘いパンなどの糖類は唾液中の酵素のアミラーゼによって消化されて「酸」をつくり、においのもとになる。口腔が酸性になるとにおいは強くなる。
- 乳製品…右記の3つともに当てはまる。
- ニンニク、ネギ、タマネギなど…切る、刻むと強烈なにおいのアリシンが発生する。
- 香辛料…強いにおい成分が、口に残りやすい。

なお、空腹時や、無理なダイエットをしているときも口臭が起こります。空腹状態では自律神経の交感神経が優位になり、タンパク質を含むネバネバした唾液が分泌されるようになります。口の中は渇き、唾液による自浄力や抗菌力、消臭力が働かないため、細菌が増加して「酸」が生まれ、口臭をひき起こします。起床時口臭と同じ理屈です。

酒は口臭のもと

次に、悩む人が多いお酒と口臭について考えましょう。お酒を飲んだときは、いわゆる「酒くさい」と言われるにおいに口臭が混じり、歯周病がある場合はとくに、他人からすると、食べ物がすえたような不快なにおいを発することになります。

お酒を飲むと、アルコールが肝臓で「アセトアルデヒド」という毒性の強い有害物質に分解されます。次には酢酸という無害な物質になり、最終的には水と二酸化炭素に分解されて体外に排出されます。しかし、肝臓のアルコールの分解能力は体格や体質などによって限界があります。その人にとっての限界を超えると、毒素であるアセトアルデヒドを分解しきれなくなり、残ったアセトアルデヒドは血液中に流れていきます。

こうなると頭がガンガン痛んだり、おう吐をまねいたりするようになります。翌日までこの状態が続くのが二日酔いのメカニズムですが、このアセトアルデヒドが血液中に流れはじめると、「酒くさい」と言われる臭気が発生し、呼気から流出するのです。

また、アルコールには揮発性があり、蒸発するときに熱を奪い、そのときに舌表面や口腔粘膜の水分も一緒に蒸発させてしまうために、口腔を乾燥させます。お酒を飲んで寝ると、翌朝には口の中がカラカラに渇いているでしょう。つまり睡眠中に口腔の状態は悪化していき、起床時に口を開けた際ににおいを強く感じるわけです。

それに加えて歯周病があると、「歯周病によるにおい＋お酒のにおい＋口臭」が混じるので、この章の冒頭で述べたにおいになります。また、アルコールは歯槽骨に活性酸素を発生させて口の中を酸性にし、歯周病を促進させます。においい以外の面でも、歯周病の口にお酒はとても相性が悪く、危険でもあります。

さらに、タバコを吸う人の場合は、タバコのにおいも混じります。タバコの煙中の、「特有のこげ臭いにおいを持つ粒子状のタール」や、「口腔の血液の循環をさまたげて唾液の分泌を抑制する「ニコチン」の影響で、吸うだけで口臭を放ち、また、口腔の細菌の作用で新たなにおい物質をつくります。

つまり、歯周病の人が酒を飲みながらタバコを吸うと、口臭のトリプルパンチでにおいが強くなるのです。

ではお酒を飲むときに、少しでも口臭を抑えるにはどうすればいいのでしょうか。

まずは、頭痛や吐き気がするほどまで飲まないことです。アセトアルデヒドの分解能力に関して、自分の肝臓の限界を知っておくことは、悪酔いや二日酔い予防になるだけではなく、口臭予防にもなります。

そのためには、酒を飲みながら、酒と同じ量の水を飲む方法が得策になります。これは二日酔いだけでなく、糖尿病やメタボリックシンドローム、腎臓病など内臓の病気の予防でもよく知られることです。酒を飲んだ深夜や翌日に、口の中が渇くでしょう。それは、体内の水分がアセトアルデヒドを分解するために多量に使われるからです。それで唾液が急に減少し、口臭のもとになります。悪酔いしないためにいろいろな方法を探っている人は多いと思いますが、すきっ腹では飲まない、つまみを食べながら飲むなどの方法も口臭予防になります。

男女とも更年期に口臭が激しくなる？

高齢の患者さんが、男女にかかわらず、「自分の加齢臭に最初に気づいたのは更年期にさしかかったころの口臭だった」とよく言われます。女性の場合、更年期、妊娠期、思春期のころは、ホルモンのバランスの変化によって、口臭が発生することが知られています。思春期や妊娠期は、経過すれば解消する一過性の状態ですが、患者さんがとくに気にして受診されるのは、「更年期の口臭では？」というケースです。

一方、男性も、「口臭が気になります。更年期かなあ」と言われます。現在のところ、男性ホルモンと口臭の因果関係は報告されておらず、実際には、食事や酒、タバコの食習慣と歯周病、ストレスや疲労、加齢による唾液の減少が主な原因であり、自覚する時期が更年期の年代と重なってそう感じるのでは、と考えられています。

女性の場合は、女性ホルモンの減少で唾液の量が急に減少するという報告はいくつもあります。また、その年代はストレスが多大になることで自律神経のバランスがくずれて、心身の不調が続き、必然的に唾液が減少して生理的口臭を起こすという見方もあります。

また、2014年に、ある医薬品メーカーが「更年期の女性の口の中では、自律神経の機能によって唾液中の特定のタンパク質が変動する」という研究結果を報告しています。「唾液中のタンパク質1479種のうち、交感神経の活動が活発になることにより3種のタンパク質が特異的に減少していて、そのタンパク質は主に抗菌や解毒作用など健康維持に関わる働きが知られている」ということ、また、「これら3種の唾液中のタンパク質が少ない更年期女性は、無気力で疲れやすい、肩がこる、目が疲れるなどの不定愁訴と呼ばれる体の不調を自覚している傾向が認められた」という報告です。

更年期では女性ホルモンが急激に減少するため、頭痛や肩こり、のぼせ、ほてり、精神的な落ち込み、イライラなど複数の不調に見舞われやすくなり、そういった不調を「不定愁訴」と呼んでいます。研究の結果として、自律神経機能の乱れが、不定愁訴を引き起こすだけでなく、唾液の機能を低下させることで口腔環境に複雑な影響を与えることを示唆している、つまりは、口腔フローラを良質に整えるケアが必要だと伝えています。

口臭に関わるタンパク質が特定されたということは、女性の更年期に見られる口臭をケアする医薬品やアイテムが開発されるのかもしれません。ただし、更年期が原因であっても、口臭をもたらすのは唾液の減少です。改善には、唾液の分泌を促進する必要があります。

口臭の発生源の多くは「舌苔」

「口臭の正体である揮発性硫黄化合物が産生される場所に舌苔がある」と述べた通り、生理的口臭の発生源になるのは舌苔です。舌苔とは、舌の表面に白や淡黄色の苔状の物質が付着したもので、起床時や体調不良のときに付着が増加する、舌の色が黄色みを帯びるなど変化します。舌の表面は乳頭と呼ばれる突起状の組織で覆われていて、ごく小さなでこぼこが続いています。その形状ゆえに、食べかすや細菌、口内粘膜のはがれたものなどがたまりやすいのです。

ある大学病院の口臭外来の患者さんでは、舌苔が口臭の直接の原因だったケースは80％にのぼり、舌の適切なケアで改善したことが報告されており、同様の調査結果は国内外の研究機関や日本の大学と介護施設の連携調査でも数多くあります。

また、先述のように、舌苔は病的口臭にも含まれます。この場合は、白く分厚い、舌の表面の粘膜がほとんど見えなくなる病的な舌苔を指します。

いずれにしろ、舌苔は、におい菌のエサとなって悪臭を放つようになります。逆に言えば、舌を健康な状態に保つことが、口臭予防に直結します。そして、舌苔を掃除する天然の洗剤が、唾液です。多量に唾液が流れることで、舌全体をサラサラと、常に洗浄、殺菌しています。

舌苔がつきやすいかどうかは、食事など生活習慣、加齢、ストレスや疲労、歯周病やむし歯の有無といった口内環境などによって個人差が大きく、一概には言えません。東洋医学では「舌診」と言って、舌の状態から心身の症状や病気を見る診断法が確立されています。それほど、舌の状態は心身を如実に表すと言われます。

舌苔を唾液で掃除する方法

ここで、自分で舌苔をチェックしてみましょう。鏡の前で舌を出して、奥のほうの見えるところまで、確認してみてください。健康な状態とは、舌を出して鏡で見たときに、赤味が見えている状態です。少し薄く白い苔がついていても問題はありません。

汚れの状態がわかりにくければ、少量の水で濡らしたガーゼや白いハンカチ、コットンで舌の表面をそっとぬぐってみて、薄い黄色が付着するなら舌苔があるということです。

舌苔から口臭が出ていると聞くと、歯ブラシやツメ、タオルなどでゴシゴシと取り除こうとする人がいますが、決して強くこすってはいけません。舌の表面のやわらかい突起に細かな傷がつき、余計に汚れが付着しやすくなります。また、炎症が起こって痛みで食事ができなくなる、また毎日強く磨き続けることで味覚障害にいたることもあるのです。

まずは除去グッズを使わずに、舌苔をセルフケアする方法をふたつ紹介します。

• 舌の表面を上あごにつけてこする…唾液で汚れが取り除ける。口が渇いているときは先に、第二章で紹介した「唾液腺マッサージ」や「舌回し体操」で唾液の分泌を促してから行う。
• 「ぐちゅぐちゅゴクン」（111ページ）の「緑茶舌そうじバージョン」…ひとくち程度の緑茶を口に含んで縦と横に2～4回ずつぐちゅぐちゅとすすぎ、次に舌の表面を上あごにこすりつける。このとき、可能な状況なら、舌で上あごをタンタンと数回はじく。
その後、ゴクンと飲みこむ。

これで口の中と舌の上の清掃ができます。緑茶には抗菌成分のカテキンが含まれるため、口腔ケアに活用ができます。また、緑茶はコーヒーや紅茶ほど歯の着色に影響しません。

ただし、舌苔は水のうがいでは除去できないため、ケア不足や体調不良が続くと唾液による舌の清掃作用が追いつかなくなってきます。見た目に舌苔がかなりたまっている場合や、年配の方、誤嚥性肺炎が心配な方などは、やわらかいガーゼや舌専用のブラシを用いて、そっと取り除いてください。

コツは、舌の奥から手前へ向けて、床にモップをかけるように一方向に、力を入れずに軽くなでるようにひいて取り除くことです。一度ひいたらブラシはすぐに水で洗い流す、ガーゼは新しい面に変えて、汚れが舌ブラシやガーゼに付着しなくなるまでくり返します。3〜10回で取り除けるでしょう。くれぐれも、力を入れないように行ってください。

また、舌苔を磨くタイミングとして口腔環境に最大に効果があるのは、歯磨きと同じように、「寝る直前」です。睡眠中には唾液が急減して細菌が繁殖するため、寝る直前の歯磨き後に舌にたまっている細菌のエサを減らしておくのが効率的でしょう。ただし、前述の理由から、舌苔磨きは歯磨きと違って、「たまったときだけ」でよいのです。最多で1日に1回までとしましょう。

「病的口臭」の最大原因は「歯周病」

次に、「病的口臭」について見てみましょう。その90％以上は、口の中に原因があります。歯周病、歯垢、歯石、舌苔、むし歯や歯並び、また歯のかぶせ物やつめ物が合わずに歯に穴やすき間がある、入れ歯（義歯）の清掃不十分、口腔がんなどが挙げられます。いずれの場合も、唾液の減少が誘因となります。

中でも、病的口臭の原因としてもっとも多く、大半を占めるのが歯周病です。歯周病は、初期には何の痛みも変化も自分ではわからず、気づかないうちに進行する感染症です。徐々に、歯ブラシや歯間ブラシで少し歯や歯ぐきに刺激を加えた程度でも歯ぐきから出血するようになります。やがてその出血に膿が混じると、口臭が強くなってきます。

歯科医は治療の現場で、歯周病の患者さんに口臭が認められることをよく経験します。まず、歯垢は細菌のかたまりで、歯石はその歯垢が硬く石灰化したものであり、多量になるとにおいを発します。また、歯石は、歯を四六時中輪ゴムで締め付けているような状態となり、歯ぐきを圧迫して歯周病をひき起こし、さらに増えると歯と歯ぐきの間に「歯周ポケット」をつくります。歯周ポケットは多種の細菌の棲み処となり、そこで歯周病原菌が前述した魚や野菜が腐ったようなにおいを放つメチルメルカプタン（145ページ）を産生します。歯周病が進行するにつれてメチルメルカプタンは濃度を増すため、口臭も強くなっていきます。

一方、メチルメルカプタンの発生は歯周病の症状というだけではなく、逆に「メチルメルカプタンが歯周病を悪化させる要因だ」という研究が進んでいます。メチルメルカプタン＝口臭のほうが歯周病の発症や進行に深く関与する可能性がある、というわけです。このメカニズムが解明されれば、歯周病の治療や予防法が確立に向けて進むことになるだろうと期待されています。いずれにしろ、口腔の揮発性硫黄化合物を少しでも減少させることが、口腔フローラにとってポイントとなります。

また、むし歯の場合も初期には痛みもにおいもありません。大人のむし歯は痛みが鈍いと述べたように、むし歯に気づかないまま、歯髄まで達する「C３」以降の状態になれば、神経が腐りはじめて揮発性硫黄化合物の発生が多量になるため、においは急に激しくなります。

口腔疾患以外の病的口臭の要因

ここで、病的口臭に分類されるほかの病気にも触れておきます。耳鼻咽喉科の疾患に分類される、鼻炎、副鼻腔炎、咽喉頭炎、中耳炎などは、炎症に伴って膿を持つことが多く、その膿がにおいを発することがあります。また、内科疾患の糖尿病、肝臓や腎臓などの病気では、血液を通して肺から吐き出される呼気となって、さまざまなにおいを発する場合もあります。これらのケースは口腔に原因があるのではなく、重篤な病気のサインとして呼気に現れるもので、いずれも限定的です。

さらに、抗うつ剤、鎮痛剤、降圧剤、鼻炎剤、咳止《せきど》め剤などの薬の副作用によって、口が強く乾燥することがあります。これらは体中の水分や体液など生理的な分泌を抑制する成分が含まれるため、唾液の分泌も抑えられて、口腔が渇く原因になります。高齢者ではこれらの薬を服用している人が多いため、唾液が減少して口臭が発生する可能性が高くなります。自分で歯磨きや口腔ケアができない寝たきりの方などでは、介助者や医療者による丁寧な口腔ケアが欠かせません。

なお、「胃の調子が悪くて口臭がする」という人もいますが、それは勘違いです。口臭は口呼吸をするときに発生しますが、このとき、口から胃に通じるルートは閉鎖されているからです。ただ、胃の不調で免疫力が低下して唾液の分泌も低下しているとき、また、逆流性食道炎などの病気で食道と胃のつなぎ目がゆるんでいるときや、ゲップをしたときは、ルートが開くので口臭がします。

自分の口がにおうと思い込む「心理的口臭」

「口臭がなくなればいいなあ」と言う人は多いのですが、口の中では常に細菌が活動しているので、常時無臭になることはありえません。本人あるいは第三者が「不快」と感じるがゆえに、口臭は口臭と呼ばれるのです。

ところが、周囲の人はにおいを感じていない、実際に検査をしてもにおわないにもかかわらず、「自分の口は臭くて、周囲の人はさぞにおうだろう」と訴える患者さんもいます。52歳女性の患者さんの例では、口臭外来を受診されて複数の検査をしたところ、一向ににおいは感じられません。そう結果を伝えると、「そんなはずはない。私にはにおいますから」と言われます。そこで、口臭が気になりはじめたきっかけなどを聞いてみると、「起床時に夫に指摘されて以来、気になってしかたがない」と打ち明けてくださいました。

口臭や体臭のトラブルでは、「実際はにおっていないのに、人から指摘されるとにおいがするように思う」といった不思議な現象が起こることが知られています。男女にかかわらず、「においを指摘されるのは、性格や言動を指摘されるよりもショック」「におうよと言われたことが気になって、忘れられない」という人もいらっしゃいます。

これらのケースでは、過去の経験や現在の不安感など、心理的な原因があると考えられ、「心理的口臭」と呼びます。「周囲で人間関係のトラブルが発生したのは、自分の口臭のせいだ」と考えるようになる場合もあります。

治療法としては口腔ケアではなく、「自分の口はにおう」という思い込みを、「自分の口はにおっていない」という認識に転換する必要があります。スメルハラスメントが、「自分が発するにおいが他人に迷惑をかけていることに気づいていない」から起こりうることであるのに対し、心理的口臭は「においはしていないのに、自分のにおいが他人を不快にしているのだと思い込んでいる」ことになります。

心理的口臭の治療にはカウンセリングを行って、どうしてそのように思うようになったのかにまず気づいてもらいます。心理的口臭の患者さんは過剰に口腔ケアをしていることが多く、歯を1日10回ぐらい磨いていたり、歯磨き剤や洗口剤の多量使用などがあったりするため、それらは唾液を減らすのでかえって口腔フローラを悪化させること、口臭予防になっていないことなどを説明します。

そして、病的口臭がないかどうか、歯科では歯周病など口内の状態を確認し、必要に応じて内科や耳鼻科を受診してもらうように紹介をします。歯科でも医科でもとくに疾患が見られない場合、次に生理的口臭について説明を続けていきます。

生理的口臭とは、これまでに述べてきたように、「誰しもが発するにおい」であることを丁寧に伝え、ご自身の口臭はその生理的なものであり、他人に害を与えるものではないという思考や認識を持ってもらうように話を進めます。

緊張時に起こる「ストレス性口臭」

生理的口臭のうち、空腹時、緊張時、疲労時、病気のときはストレス時であり、ストレスと口臭は強く関係があると言えます。第一章で詳述したように、当院の口臭外来の患者さんの80~85%の方は、「ドライマウス」が原因と診断しています。口の中が渇くのは唾液が出ていないからであり、口臭につながります。患者さんが多いのでくり返しますが、ドライマウスの原因は、何らかの疾患ではない場合、精神的ストレスと考えられます。

緊張時の唾液の量は、自律神経の働きによって、リラックス時よりも少ないと先述しました。例えば、重要な面談やプレゼン、スピーチ、試験の直前や上司に叱責されているとき、部下にイライラしているとき、誰かとケンカをしているとき、また、好きな人に告白をするときなど、緊張や怒り、また憂うつな場面で口の中が渇いた経験はありませんか。心理的口臭の場合は、人が近くにいるだけでも緊張が続くことがあるので、電車やエレベーターに乗ったり、デスクの横に人がいたりするなどの場合は極度に緊張します。そういった場面では、交感神経が強く働いて唾液の分泌量が低下しています。

実はこのとき、口内の環境は急激に悪化します。唾液による殺菌・消毒作用が働かない状態であり、口の中の細菌は一気に増殖し、歯と歯ぐき、舌とあらゆる粘膜同士がこすれ合い暴れるとイメージしてください。そうすると、当然、口臭は強くなります。

つまり、ドライマウスを改善して口臭を予防するには、緊張の逆のリラックスした状態を保てばいいわけです。そのためには日ごろの生活習慣を見直すことが最重要になります。

ストレスの原因を探って取り除き、できるだけ毎日ゆったりとする時間を設ける、また、唾液の原料である水を1日に1・5～2L程度、あるいはいつもより少しでも多く飲むようにして、栄養のバランスが整った食事を1日に3回とり、睡眠を7時間はキープしてぐっすり眠れるように気を配りましょう。すぐに全部は無理でも、どれかひとつでも実行してください。仕事が終わった夜や休日は、副交感神経が優位に働くように30分でも意識をしてリラックスするようにすると、睡眠にも好影響が出てくるでしょう。まずは2週間の継続を試みると、体調の変化を実感できると思います。それは、自律神経のバランスが整いつつあるというサインです。そうすると、唾液は自然に増えるようになります。

「笑い」が口臭対策になる

笑いとストレスの関係について、福島県立医科大学医学部の大平哲也教授が医学的な研究を進めています。落語を聞く前と聞いたあとの唾液を調べると、「ストレスホルモンである唾液中のコルチゾールの数値は、普段落語を聞く機会が多い人、普段から笑う頻度が多い人は、より低下する傾向が見られた」という報告があります。ストレス度を計測する方法のひとつに、唾液の量や質が使用されていることからも、口腔フローラはストレスの影響を受けやすいことが読み取れます。

緊張やストレスがあると笑う頻度が少なくなり、逆に笑うことがあるとストレスが改善することは誰しも経験があるでしょう。先述の通り、ストレスが改善して副交感神経が優位になると、唾液の分泌が促されて口臭は軽減されます。つまり、笑いで口臭が軽減される可能性は高いと言えるのです。ただし、笑いと唾液の研究では、中高年はストレスだけではなく、加齢や認知機能も影響を受けると考えられています。笑いとは、瞬間的に意味を理解して反応する高度な脳の働きでもあるわけで、その点からも、笑いは認知機能と唾液の分泌量に影響するということです。

また、面白いことがなくても、「笑うという運動」をすると免疫力や認知機能がアップする、ストレスが解消されるとも報告されています。わっはっはっはと笑う運動をすると、表情筋を大きく使うため、口腔トレの一環として有効だろうと思われます。実際にこの運動は多くの医療機関や自治体、また有志に取り入れられています。面白いことがなくても、破顔してわっはっはっはと笑う運動を試みてください。

口臭を自分でチェックする方法

口臭の自覚がないけれど、家族に指摘されたという場合もあるでしょう。自分の口臭に自分では慣れてしまって、においを感じなくなることがあります。これを嗅覚の順応反応と言います。思いあたることがあれば、まず自分で口臭を確認してみるとよいでしょう。

次の方法があります。

- 未使用の小さなビニール袋や紙コップに、口から息を吹き込み、その直後にビニール袋内や紙コップ内のにおいをかぐ。

- 歯間を掃除する際に、デンタルフロスや歯間ブラシのにおいを、1か所ずつかぐ。
- 腕の内側を舌でなめてみて、直後ににおいをかぐ。

もうひとつ、信頼できる誰かにかいでもらう方法もあります。自分の口元に相手の鼻を近づけてもらい、息を吐いて、そのにおいを相手に聞いてみてください。

口臭外来では、問診や唾液の分泌量のテスト、口臭測定器を使った検査による判定、治療や専門的なアドバイスを受けることができます。現行の健康保険の制度では適用がなく自由診療となり、費用は検査、原因の特定と処置指導、カウンセリングなど所要時間約2〜3時間で3〜8万円でしょう。医院によって異なるため、事前に電話やウェブサイトで確認をしてください。

香料入りの歯磨き剤は口臭ケアに有効か

本章の最後に、使っても意味がないグッズとして、「香料入りの歯磨き剤」を挙げておきます。第四章でも述べましたが、強調しておきたいのでくり返します。

口臭予防をうたう歯磨き剤には、各種の香料が含まれています。香料そのものに害はありませんが、それらで歯を磨くと、口臭が解消された気分になることがマイナスに働きます。口臭が消えたと思うのは、磨いた直後のほんのつかの間の現象です。それでもその一瞬が爽快なので続けて使用し、いずれは自分の口臭に気づかなくなることがあります。数分後のことを考えた場合、水ですすぐ、水を飲むほうが口臭ケアとして有用になるのです。

香料はほかのにおいを一時的に隠すだけのものであり、もともとの悪臭の原因を除去する作用はありません。例えば風呂やシャワーを浴びずににおいをごまかすために香水をふりかけるようなものです。

香料入りを使用したいなら、これからすぐ商談や食事会、デートがあるなど、口臭を一時的に抑えたい場合のみにするといった意識を持って使うほうが本質的なケアになります。香料入りの洗口剤、各種の口臭ケアグッズや、第四章で伝えた発泡剤（合成界面活性剤）入りの歯磨き剤、洗口剤などにも同じことが言えます。

また、最新の口臭治療として、におい菌そのものを減らすことができるとされる乳酸菌の一種の「乳酸菌LS1（ロイテリ菌）」が注目されています。歯科の研究が先進的ということで知られるスウェーデンの研究機関が世界にもたらした報告で、これをマウスピースに垂らして口の中で30分置いておくという方法で、においの菌がなくなるというものです。

日本でも、この菌を活用したヨーグルトやフリーズドライしたタブレットが続々と市販されています。これらの場合、「一時的なケアではあるが、2週間以上継続して摂取することで、におい菌が発生しにくい口になる」などと報告する研究も数多くあります。当院もそうですが、口臭外来を開設している医療機関では、歯科専用のタブレットなどを用意しています。口臭外来の治療とは別に、口臭ケアグッズやタブレットの販売を行う医院も多いでしょう。

研究機関がエビデンスにもとづいて開発販売する口臭ケアグッズも多様になってきましたが、真の口臭ケア法は、これまでに紹介した唾液の分泌を促すための口腔トレ、食事、歯磨き法など生活習慣の改善です。口臭は口腔トラブルのひとつであり、歯周病や体の病気のサインです。エチケットのためだけではなく、それらの予防に直結すると考えて、日ごろから唾液分泌への意識を高めてセルフケアを実践し、継続してください。

第六章　歯の黄ばみは唾液で防ぐ——自分でケアする方法

食品中のポリフェノールと唾液中のタンパク質がくっついて汚れになる

患者さんの悩みのベスト3のひとつに、「歯の黄ばみ」があると述べました。着色汚れそのものは病気ではありませんが、年齢や歯磨き法などセルフケアの良《よ》し悪《あ》し、生活習慣、歯の状態、口の中の状態、ことに唾液の分泌の様子を知る目安になります。歯の黄ばみは見た目だけの問題ではなく、口腔の健康に直結することであり、自分で予防やケアをする方法があるのです。患者さんからのリクエストが多い項目であるため、本章ではできるだけきれいな歯を自身でキープするコツを伝えます。

まず、歯が黄ばむ原因を知っておきましょう。それは主に、食品に含まれるポリフェノールや合成着色料などが、唾液由来で歯の表面を覆っているタンパク質のペリクルとくっついて付着し、蓄積したものです。その汚れを「ステイン」と呼びます。白い陶器を長いこと使っていると徐々に汚れてきて、やがて取れにくくなるように、歯の汚れも時間とともに強固になって、いつもの歯磨きでは除去できなくなります。

色の濃い食品や飲み物を摂取すると、それらに含まれるポリフェノールの作用で歯にステインが付着しやすくなります。歯の黄ばみの原因になる食品は、主に次のものがあります。ポリフェノールにはカテキンやアントシアニンなど多くの種類があるため、その成分も書き添えます。

〈色の濃い食品〉

・カレー（クルクミン）
・チョコレート（カカオポリフェノール）
・ブドウ（アントシアニン）
・ブルーベリー（アントシアニン）
・しょうゆ（イソフラボン）
・バルサミコ酢（プロアントシアニジン）

〈色の濃い飲み物〉

・コーヒー（クロロゲン酸やタンニンなど）

・紅茶（テアフラビン、テアルビジンやタンニンなど）
・ワイン（アントシアニン）
・緑茶（カテキン）

唾液を歯磨き剤に、舌先を歯ブラシにして歯を磨く

これらを食べたり飲んだりしたあとは、歯の表面にステインをためないことが最大の予防になります。できるだけすぐに水で口をすすぐなどしましょう。第四章で述べたように、食後すぐの歯磨きはむし歯予防や唾液分泌を促すことに反するのですが、着色汚れがどうしても気になる場合は、ゆるい力で食後すぐに歯磨きをするとよいでしょう。

ただし、歯の黄ばみの最大の予防法は、唾液で歯が潤っていることです。唾液には、粘膜保護・潤滑作用、洗浄作用、抗菌・殺菌作用、消臭作用、それに初期むし歯を修復する作用があると述べた通り、唾液こそが天然の黄ばみ予防・改善剤になります。

そこで、食後すぐに口をすすぐなどができない場合は、舌と唾液で歯を磨いてください。舌先を歯ブラシに見立てて、唾液で歯の表面を磨くようになぞりましょう。口の中で多く

の唾液が流れているほど、歯の表面が洗われて汚れも付着しにくくなります。これまでにも述べたように、食事中や食後すぐは唾液の分泌が1日のうちで最大になります。そのタイミングを利用してください。

ただし、疲れている、風邪をひいているなどで唾液の分泌が少ないと感じたときは、第二章の口腔トレのうち、「唾液腺マッサージ」「舌回し体操」などで唾液分泌を促しましょう。少しでもそれらを行うと、唾液が出るのがわかるでしょう。

食後に、キシリトール入りのガムやおやつ昆布をよく噛む方法もあります。唾液の分泌が促されるのと同時に、昆布に含まれる食物繊維は歯の表面を掃除する自浄作用があるため、口腔の健康によい素材として積極的に食べるとよいでしょう。

歯の黄ばみケアに使ってはいけないグッズとは

歯の黄ばみが気になる人が真っ先に買い求めるものに、「ホワイトニング」をうたう歯磨き剤があるでしょう。これを使う患者さんはとても多いので、ここでも注意を伝えておきます。これは第四章の「使用を避けたい歯磨き剤」の中でも記したように、粒子の粗い研磨剤が含まれることが多いため、長い期間、連日使用していると余計に黄ばむ結果をまねき、歯の摩耗にもつながります。

また、歯磨き剤の代わりに、レモンやグレープフルーツ、酢、炭酸水など「酸性の食品で歯を磨くと白くなる」という説があり、愛用している人も実際にいますが、これにもかなりの注意が必要です。

酸蝕歯の項目で述べたように、酸性が強い食品は口の中を酸性にします。すると、歯の表面のエナメル質が溶け出して、むし歯をひき起こし、悪化させることがあります。磨いた直後、一時的に歯が白くなったように見えることがありますが、継続した黄ばみ除去にはなりません。毎日、酸性食品で歯を磨いていると、酸蝕歯になる可能性は非常に高くなります。歯磨き剤としての利用は避けてください。

また、キッチンや掃除用のメラミンフォームのスポンジで磨くと歯が白くなるという人もいます。これは研磨剤を使ってはいけないという理屈と同じで、歯の表面のエナメル質を削り落とすことになるため、使用しないでください。急を要するときなどでどうしても使いたいときは、「歯磨き用」とするメラミンフォームのシートが市販されているので、そちらを使いましょう。ただしそれでも、強く磨く、何度も磨く、常用するなど、過剰な使用は避けましょう。

ドラッグストアなどでは、「歯の消しゴム」や「ホワイトニングペン」といった歯の汚れ除去をうたう製品も多種が販売されています。消しゴムタイプは、研磨剤を歯に塗ってから、消しゴムやスポンジでこすって汚れを落とす方法が多いようです。これも歯のエナメル質が削られて、逆に色素が付着しやすい歯になります。常用は避けてください。とくに、知覚過敏の場合は、歯の内部の象牙質が露出しているため、しみるなどの症状が悪化することがあります。

ホワイトニングペンは、ペン先から出る薬剤を歯に塗ってから歯を磨くというものです。一時的に白くはなるでしょうが、とくに輸入品には、歯を溶かす、歯そのものにダメージを与える成分が含まれていることもあるので使用には十分に注意をする必要があります。

ではいったい、どうすればいいのでしょうか。

まず、「歯を白くする」とうたう市販品の場合は、どの成分がどのように歯に作用するのかをよく確認することです。ただどの製品も、歯の表面を削り落とすなどの作用があることが多いことを覚えておきましょう。そのうえで、かかりつけの歯科に相談し、自分の歯質に合った安全なタイプを教えてもらってください。

歯科医院で歯石を取る——健康保険適用の「クリーニング」とは

歯石を除去して歯の黄ばみを取るためにもっとも有効な方法は、結論から言って、歯科で「歯のクリーニング」（健康保険適用）や「ＰＭＴＣ（Professional Mechanical Tooth Cleaning：プロによる機械を用いた歯の汚れ除去）」（自由診療）と呼ぶ「プロフェッショナル・ケア」を受けることです。「歯医者が苦手だ」という人にはあまり知られていないかもしれませんが、歯科医院では、歯石を取る「クリーニング」が健康保険適用で受診できます。

現在、日本歯科医師会をはじめ多くの歯科関連の医学会や自治体、厚生労働省が、「口の中の病気の予防と衛生のためのケアには、セルフケアとプロフェッショナル・ケアを同時に行うことが効果的」と盛んに呼びかけています。セルフケアとは毎日の歯磨きや口腔トレであり、プロフェッショナル・ケアのひとつがこの「歯のクリーニング」や「ＰＭＴＣ」です。

「クリーニング」と「ＰＭＴＣ」を混乱する患者さんは多いのですが、目的が違う別の施術です。健康保険適用の「クリーニング」は、歯の歯石を取り除いたり、口の中を掃除したりする治療のことです。一方、自由診療の「ＰＭＴＣ」は歯の機能の改善に加えて、歯を白く美しく見えるようにする美容面も目的としています。いわばホワイトニングのための基本となるひとつの施術法です。

一般に、ホワイトニングが自費診療で、街のクリニックで施術できることは広く知られているようですが、治療としての「クリーニングを知らない」という患者さんが多くいらっしゃいます。歯石を取る「クリーニング」は歯周病治療であるため、健康保険が適用になるのです。歯と歯ぐきの健康を目的として、歯周病の原因となる歯垢や歯石を取り除きます。費用の負担が軽いため、定期検診や予防歯科としてもっとも活用されている方法でもあります。

歯石は歯と歯ぐきの境目にこびりつくので、セルフケアの歯磨きだけではなかなか取れません。そのため、歯科医師か歯科衛生士が歯石除去を行います。第七章の歯周病の説明で詳しく述べますが、まずは歯周ポケットの深さを専用の機器で測定し、歯石沈着の度合

スケーラーで歯石を取り除く

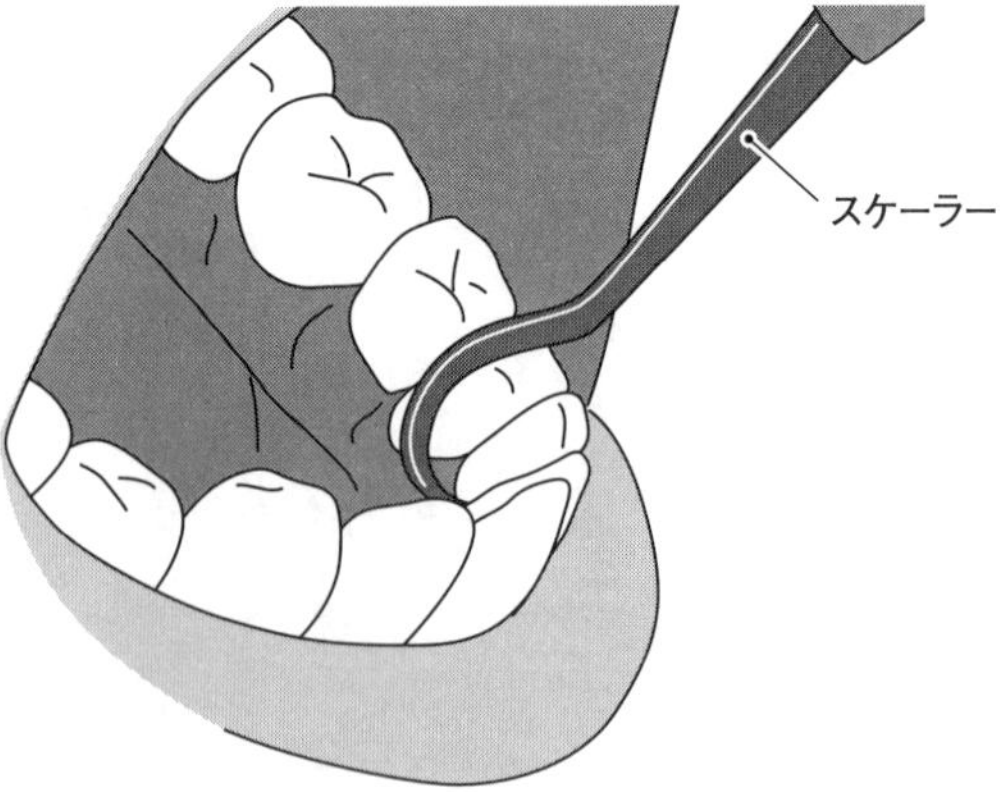

いや歯肉や歯槽骨の状態はどうか、むし歯はないか、口腔にほかのトラブルはないかを精査します。次に、先端がかぎ状になった「スケーラー」という器具を用いて歯石を取り除いていきます。

所要時間は、歯の状態によって異なりますが、毎日歯磨きをしている人や定期的にクリーニングを行っている人で、歯石の付着がひどくないケースでは、1回30〜60分ほどです。ただ、歯石の沈着が著しい中程度の歯周病の場合は、数回に分けて施術することもあります。

費用は、3割負担の場合、初診料、検査料、レントゲン撮影料も含めて、1回あたり30

00～4000円です。再診の場合は、歯石のつき具合によって2000円前後です。

このクリーニングは歯の着色を除去するものではありませんが、治療の流れで、少々の汚れなら、歯石を取り除く際に自然に取れることがあります。歯石除去のために必要な歯の表面を掃除する作業によって、結果として汚れが取れることがあるわけです。差し歯でも同様です。

また、この歯のクリーニングは、定期検診で行う項目のひとつでもあります。歯石を取ると同時に、むし歯や歯周病、また口内炎やあご関節、嚙み合わせの不調といった口の中の病気を発見することができて、その場で治療に進むことは頻繁にあります。さらに、むし歯で駆け込まれた場合、その治療後に、クリーニングを希望する人も多いです。

また、自費診療であっても美容院感覚で受診できると、患者さんにとくに人気のある方法が、先ほど紹介した「PMTC」です。歯周病やむし歯を予防するプログラムのひとつでもあり、一般的には歯科衛生士が行います。このケアでは歯科専用の機器を使って施術するため、歯に傷をつけることなく、安全に、頑固な着色汚れを取ることが可能です。健康目的にプラスして、見た目や美容を目的としたケア法です。

費用は自由診療のため、歯科医院によって、また着色の具合によって多様となり、およそ3000〜1万円、所要時間は30分〜1時間でしょう。受診する歯科に事前に料金を確認してください。なお、健康保険適用のクリーニングと「PMTC」を同時に受けることはできません。同時に受けたい場合は、どちらも自費診療になります。当院では一般に、定期検診でクリーニングを受けて、着色が気になるときに別のタイミングで「PMTC」を受ける方が多くなっています。

歯の黄ばみが口の中の状態を示すひとつの目安になると述べましたが、黄ばみは日ごろの汚れの蓄積です。セルフケアのコツをつかんで実践しながら、歯科を活用してほしいと考えています。

第七章　本当に怖い歯周病の正体——体と脳を壊す

あなたも歯周病かもしれない

日本人が歯を失う原因の1位は歯周病です。厚生労働省による平成28年の「歯科疾患実態調査」では、30代以上の3人に2人が歯周組織に所見が見られる（歯周病ということ）計算になり、「4㎜以上の歯周ポケットがある」人は45〜54歳で約50％、65〜74歳で約58％となっています。歯周病は日々の生活習慣が原因になる可能性があるため、現在では国民病と呼ばれ、生活習慣病のひとつに分類する医師も多くいます。

誰もがかかっている可能性が高いと言える数字なのですが、現実には、自身の口に危機感を持つ人は、当院の患者さんでも10％もいないように思います。患者さんに、「むし歯が3本ありますよ」「口臭の指標の硫化水素が基準値を超えています」と指摘をするとても反応されますが、「歯周病が進みつつある歯が3本あります」と告げても、むし歯や口臭ほど興味を持たれません。

とくに若い世代ほどその傾向があります。しかし、統計が表しているように、またわれわれ歯科医が治療の現場で毎日実感しているように、歯周病は中高年に特有の病気ではありません。これからも患者数は増え続けるでしょう。

現実として、歯周病はこれまでにも何度か述べているように、歯と歯ぐきだけではなく、体と脳の健康に大きな影響を与えることが明らかになっています。10年後の自分の生活そのものを脅かすことになるかもしれません。心臓や脳、腸、骨の病気にかかったとき、その原因は歯周病である可能性があるのです。本章では、感染症である歯周病の実体と、歯周病がある口腔は近い将来にはどうなるのか、またセルフケアの方法を伝えます。

歯周病は、歯を支える骨を溶かす感染症

患者さんに、「歯周病はどういう病気だと思っていますか」と尋ねると、「歯ぐきが腫れることかなあ」「リンゴを食べたり歯を磨いたりしたら歯ぐきから血が出る病気」「歯槽膿漏の軽いパターン」などの答えが返ってきます。いっときまで、歯周病は「歯槽膿漏」と呼ばれていたので、字の通り「膿が漏れ出す」というイメージもあるようです。

もちろん、歯周病にかかると、歯ぐきが腫れる、出血する、膿が出てくるなどします。

これらは症状のひとつであり、「あなたは歯周病ですよ」と歯周病原菌から攻撃を受けて

いることを知らせるサインでもあります。風邪をひいたら鼻水や咳が出るのと同じです。

では、なぜそういった症状が出るのでしょうか。それは、歯周病とは、歯を支える周囲の組織が、歯周病原菌をはじめ、口腔の多様な要因によって溶けて破壊されていく感染症だからです。

歯ぐきの内側は見ることがないので実感するのが難しいと思いますが、23ページの図を見てください。歯の周囲の組織には「歯肉」「歯槽骨」「歯根膜」「セメント質」があり、これらをまとめて「歯周組織」といいます。これまでに何度か、歯槽骨について述べましたが、歯ぐきのすぐ下にはあごの骨があり、歯の根をがっちりと支えています。ヒトの歯とは、あごの骨に埋まって保たれているわけです。頭骸骨の模型を想像してもらうとわかりやすいでしょう。

歯周病にかかると、歯を支える骨が壊れ、埋まっている歯の根がグラグラになって、やがて抜け落ちます。歯周病が「サイレント・ディジーズ（Silent Disease）」、静かなる病気と言われる理由はそこにあります。

歯周病原菌の三大悪玉「レッド・コンプレックス」

歯周病の原因となるのは、口腔の細菌です。総称して「歯周病原菌」と呼び、約30種ほどが特定されています。中でも、もっとも病原性が高いとされる3菌種（P. g.菌・T. f.菌・T. d.菌）を、「レッド・コンプレックス」と呼んでいます。口腔細菌や腸内細菌などを、善玉、悪玉、日和見菌と分類する考えはいまは変わってきていますが、歯周病原菌に関しては現在のところ、悪玉ととらえられています。名称がクイズ番組などに出題されることもあるようで、記しておきます。

P. g.菌　*Porphyromonas gingivalis*　ポルフィロモナス・ジンジバリス
T. f.菌　*Tannerella forsythia*　タネレラ・フォーサイシア
T. d.菌　*Treponema denticola*　トレポネーマ・デンティコーラ

この中でも親玉は、P. g.菌です。一般に「ジンジバリス菌」と呼ばれ、思春期以降に口の中に棲みつくと考えられています。「キスで歯周病がうつる」と言われる菌の正体でもあり、唾液を通して相手に伝わると生涯にわたって除去は不可能になります。ただし、ジンジバリス菌がうつったからといって、歯周病を発症するとは限りません。相手の口腔状態がよくて免疫力が高い場合は発症しないこともあります。いずれにしろ、パートナーのどちらかが歯周病と診断された場合は、相手の人も一度、歯科を受診して確認しましょう。

もう一種、A.a.菌（Aggregatibacter actinomycetemcomitans アグリゲイティバクター・アクチノミセテムコミタンス）を含めて、歯周病の発病に関連の深い菌種とされています。歯周病は、これら複数の細菌に感染して発症する病気です。いずれも、酸素を嫌う嫌気性菌で、酸素が極端に少ない歯周ポケットで増殖します。

歯周病かも？　10のチェックリスト

これまで、口の中がねばつく、歯のすき間などにものがつまる、口がにおうなど、大人の口腔の悩みについて見てきました。実はそれらの悩みはすべて、歯周病のサインでもあるのです。歯周病は痛みがないから中期でも自覚できない人も多いのです。ここで、次の項目に当てはまることはないか、冷静にチェックしてみてください。

〈歯周病セルフチェック〉

□ 歯ぐきがむずがゆい
□ 歯磨きやフロスをすると歯ぐきから血が出る
□ 歯ぐきの色が赤っぽい
□ 指で触ると、ぐらつく歯がある
□ ときどき歯が浮く感じがする
□ 起床時や空腹時に口の中がネバネバする
□ 歯が長くなったように思う
□ 飲食をすると歯がしみる
□ 歯と歯の間に食べ物がつまりやすくなった
□ ときおり口臭が気になる

3つ以上に思いあたる、またひとつかふたつでも症状が強い場合は、歯周病が始まっている可能性が高いです。すぐに歯科医院で相談してください。ひとつ、ふたつ、「ときどきあるなあ」と思う人は、歯周病予備群です。「今日は大丈夫でも、3年後は歯周病で歯を失うかも」と想定して、口腔トレと歯磨きケアを実践し、歯科での定期検診時に必ず当てはまる点を医師に伝えてください。第八章では、歯周病を健康保険適用で治療する方法を紹介します。「年だから」「家族性（遺伝によってひき起こされる）だから」「誰もがなるし」とあきらめないでぜひ読み進めてください。

歯ぐきが赤く腫れてきたら「歯肉炎」

歯や歯周組織は、健康なときは唾液に含まれる抗菌物質や血液中の免疫細胞で守られています。しかし、口腔の状態が悪化して歯垢が増殖すると口腔フローラが乱れるため、そうした作用は働かなくなります。

すると歯周組織で複数の歯周病原菌が繁殖し、その結果、毒素となる物質が大量につくられます。この毒素で歯ぐきに炎症が生じて、腫れや出血を起こします。進行すると、歯の周囲の骨に影響を与えて、歯周ポケットができ、その中は酸素が少ないため、酸素を嫌う嫌気性菌でもある歯周病原菌はいっそう増殖していきます。そして前述のように、最後は歯が抜け落ちるのです。

歯周病の始まりは、「歯肉炎」からです。歯周病原菌には、酸素を好む「好気性菌《こうきせい》」と、前述のように酸素を嫌う「嫌気性菌」のタイプがあります。歯肉炎は、歯周病原菌が空気に触れやすい場所である歯と歯ぐきの境目に繁殖することから発症します。この場合は、酸素を好む「好気性菌」のほうが優位に働きます。すると、健康なときはピンク色だった歯ぐきが、赤味を増して腫れてきます。

歯ぐきがもともとピンク色なのは、内部に毛細血管が縦横に走っているからであり、炎症を起こした部位の赤色が強くなるのは、そこに血液が停滞するからです。これまでにも炎症という言葉を何度か書いてきましたが、「炎症」とは赤く腫れて痛くつらい病気だと思っている患者さんは少なくありません。

しかし実は炎症とは、なんらかの傷害で壊れた皮膚・歯肉・粘膜などの組織に多くの血液を送るために毛細血管が増えて太くなり、血管壁の透過性をよくして血中の栄養分を放出し、壊れた部分を修復させる症状です。つまり病気ではなく、組織の破壊の進行を防御して回復するための「反応」なのです。

炎症の四大徴候は「発赤《ほっせき》」→「発熱」→「疼痛《とうつう》」→「腫脹《しゅちょう》」です。

原因が除去されなければ修復が追いつかないためにいつまでも治癒にいたらず、これらの徴候が進んで「機能障害」となります。これは口腔に限らず全身のどの部位の炎症でも同じ反応で、発赤の時点で傷害に気づいて原因を除去することが早期の治癒に結びつきます。

歯肉炎が進むと、歯磨きや食事で強い刺激を与えた際に幼弱な毛細血管が破れて「歯ぐきから血が出る」ことがあります。それは、「血管が破れた。穴が開いた。歯周病かもしれない」ということを意味しますが、初期の歯肉炎であれば、出血をあまり恐れずにやわらかい歯ブラシで歯を丁寧に磨きましょう。1週間から10日ほど続けると歯周病原菌が減って炎症がおさまり、歯ぐきが強くなることがあります。血が出たからといって歯を磨かずに放置すると、次の段階の「歯周炎」につながっていきます。

ただし、食事のたびに出血する、血の量が増えたなど、中期や重度の歯周病である場合

歯周ポケットの計測法

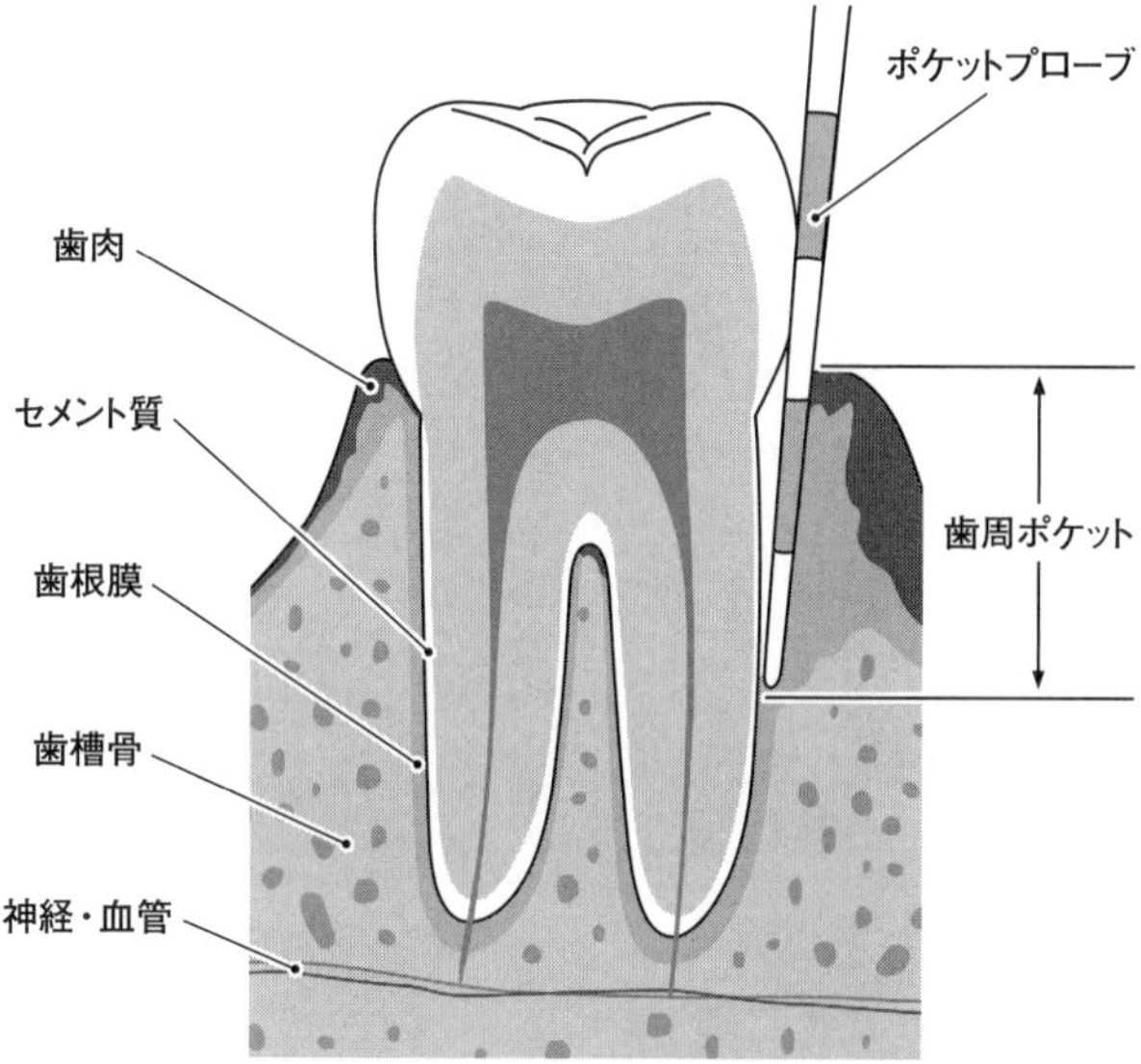

は、出血部から歯周病原菌が血管内に侵入して全身に回り、後述する全身への影響につながりかねませんから、早急な治療が必要です。まれに血液の病気が隠されていることもあります。出血は歯科で検査を受けるサインと考えてください。

鏡で歯ぐきを観察して、どこかが赤く腫れている、どうも歯ぐきにしまりがない、歯間の歯ぐきの山の形がはっきりせずにふくらんでいるようであれば、歯肉炎を疑ってください。歯と歯ぐきのすき間（歯肉溝）はこのとき深さ2～3㎜で、「仮性歯周ポケット」と呼ばれる段階です。歯周ポケットの深さはミリ単位で、歯科医院で「ポケットプローブ」という器具を歯と歯ぐきのすき間に差し込んで計測します（197ページの図参照）。

また、歯周病を悪化させる要因として「噛み合わせ」や「食いしばり」「歯ぎしり」があります。これらによる歯周組織への圧力は多大です。炎症が起こっている歯周部分に圧力がかかるとなると、治癒は望めません。ケガをして腫れあがっている膝を床に押し付け続けているようなものです。そのため、噛み合わせなどの治療も行います。

歯肉炎の段階で、「歯肉炎だ、歯周病の始まりだ」と気づいて歯科医院で速やかに治療を受け、唾液分泌などのための口腔トレ（第二章）や歯磨き法（第四章）でセルフケアを継続すれば、回復が可能です。

ただ、痛みがほとんどないため、「歯ぐきが太くなったかなあ」という程度に感じ、見過ごすことが多いことが問題でもあります。実際には、歯科での定期検診で発見されることがほとんどです。そのため、3カ月に一度は検診を受けるようにしてください。

歯周病の進行

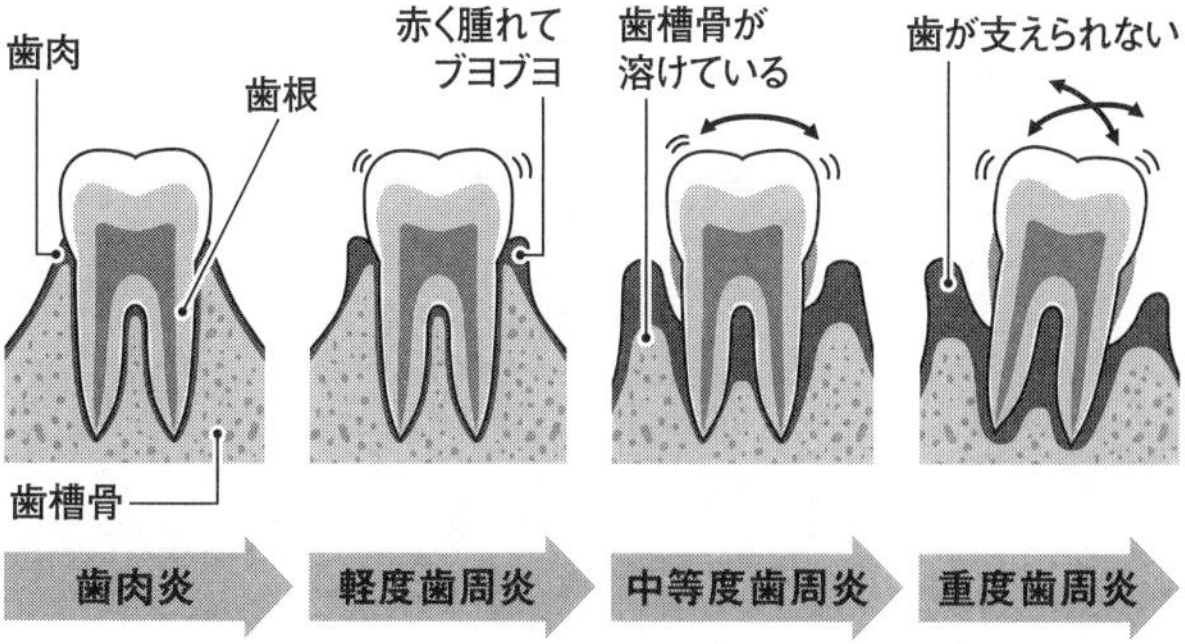

歯肉炎：歯垢や歯石がたまり始め、歯肉（歯ぐき）が赤く腫れている。歯磨き時に出血も。

軽度歯周炎：見た目は歯肉炎と変わらないが、腫れが大きくなり歯槽骨も溶け始めている。

中等度歯周炎：歯槽骨が溶け、歯が動くようになる。歯肉は赤く腫れ、口臭・出血・不快感が出る。

重度歯周炎：歯肉は化膿し、真っ赤に。歯根も歯垢でおおわれる。すでに歯を支えるのも困難に。

あなたの歯周ポケットの深さは？

30歳以上の大人の歯の場合、歯周ポケットがいずれかの歯に発生しているかもしれません。歯周ポケットが深くなるにつれて歯周病原菌が増殖し、歯肉炎が進行して炎症が歯のセメント質、歯根膜、歯槽骨へと広がっていきます。その状態を「歯周炎」と呼びます。そして、前段階の歯肉炎から歯周炎にいたり、歯を支える歯槽骨が溶けて歯が抜け落ちる一連の症状を歯周病と称します。

くり返しになりますが、歯周炎の原因となる菌は、歯肉炎と違って、酸素を嫌う嫌気性菌のほうです。その菌は、歯周ポケットの奥深く、酸素が極めて薄い場所に棲みつきます。歯の組織の奥まで炎症が及ぶので歯周ポケットが深くなり、それゆえに細菌がいっそうそこで繁殖するという悪循環が起こります。

歯周ポケットの深さは歯周病の進行の度合いを知る目安となり、「軽度（初期）歯周炎」「中等度歯周炎」「重度（末期）歯周炎」の3段階に分類します。「軽度」では3～5㎜、「中等度」では4～7㎜、「重度」では6㎜以上に進行していきます。歯周ポケットは歯科での定期検診で必ずチェックを行います。また、歯の動揺度も調べます。ピンセットを用い、グラグラの程度を「普通（生理的動揺）・0度」「前後に動く・1度」「前後と左右に動く・2度」「前後と左右と上下に動く・3度」に分類します。ほかにも出血の具合やレントゲン写真で歯槽骨の状態を診断します。自身の歯周ポケットの深さや動揺度などにぜひ興味を持ってください。

歯周病は一日にしてならず。歯肉炎の発症から重度の歯周病まで個人差はありますが、5～20年をかけて進みます。その間に歯周ポケットに歯周病原菌が集合してくるので、歯周ポケットのケア＝適切なブラッシングをすることが歯周病予防のコツとなります。またそれ以前に、そもそも歯垢を蓄積させないケア、唾液を分泌する力が最大ポイントです。もっと若いときからケアをして治療に出向いていたら……と、多くの患者さんが嘆き、後悔されています。

歯周病原菌が体と脳を壊していく

折に触れて述べてきたように、近年は歯科、医科とも多様な研究から、歯周病は歯の病気というだけではなく、「全身の健康」に悪影響を与えることが明らかになっています。なぜ、口の中で起きていることが内臓や脳に関係するのでしょうか。

それを解くカギは、「歯周病が細菌による感染症であること」と「血管」にあります。血管は脳と体のすみずみにまで、縦横に酸素や栄養素を運ぶ管です。「はじめに」などで、口はヒトの全身にとってすべてのものの入り口だと述べました。よいものも悪いものもどちらでもないものも取り込みます。

口の中の歯周ポケットで増殖する細菌と毒素、さらにそれらによって炎症を起こした歯ぐきから放出される炎症性サイトカイン（免疫細胞から分泌されて炎症を活性化する物質）は

歯周病原菌が及ぼす全身の病気

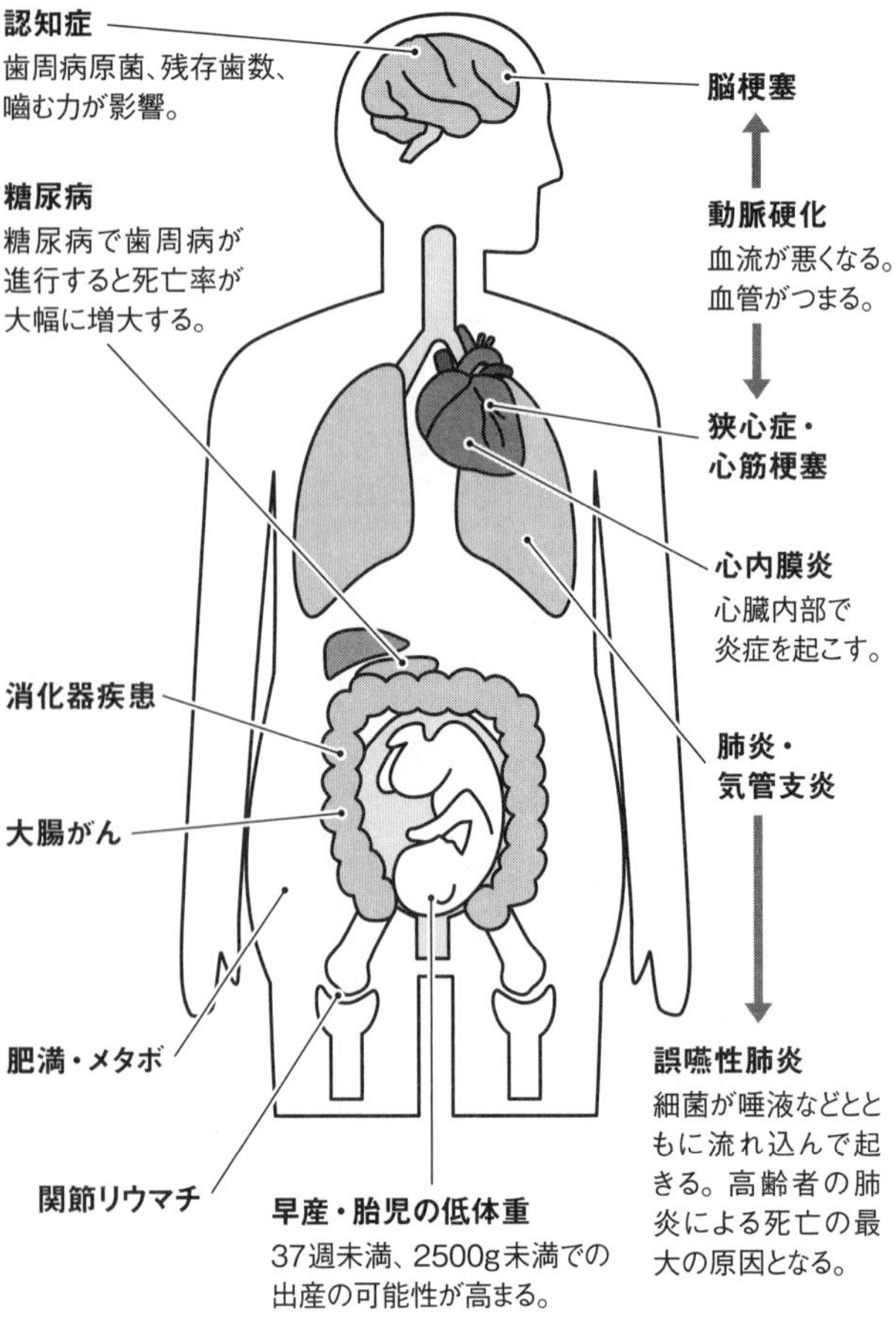
認知症
歯周病原菌、残存歯数、噛む力が影響。
脳梗塞
糖尿病
糖尿病で歯周病が進行すると死亡率が大幅に増大する。
動脈硬化
血流が悪くなる。血管がつまる。
狭心症・心筋梗塞
心内膜炎
心臓内部で炎症を起こす。
消化器疾患
肺炎・気管支炎
大腸がん
肥満・メタボ
誤嚥性肺炎
細菌が唾液などとともに流れ込んで起きる。高齢者の肺炎による死亡の最大の原因となる。
関節リウマチ
早産・胎児の低体重
37週未満、2500g未満での出産の可能性が高まる。

悪玉です。これらが歯ぐきの毛細血管から侵入し、全身の血管壁と内臓をめぐってあちこちで炎症をひき起こします。

中でもまず関係の深いことが国内外の研究で盛んに指摘されているのは「糖尿病」です。また、「心筋梗塞」や「狭心症」「感染性心内膜炎」などの心臓の病気、「脳梗塞」や「脳出血」などの脳卒中と「脳血管性認知症」といった脳の病気、「骨粗しょう症」「関節リウマチ」「腎臓病」「早産・低体重児出産」などの命に関わる疾患はかねてから歯周病原菌が原因となる可能性が報告されています。さらにここ数年で多くの研究報告がなされている病気に、「アルツハイマー型認知症」「誤嚥性肺炎」「大腸がん」「メタボリックシンドローム」「インフルエンザ」などがあります。それぞれの病気がなぜ歯周病と関連するのかを見ていきましょう。

歯周病は「糖尿病の第六の合併症」

まず、歯周病と糖尿病の関係については理解をしておきたいものです。なぜなら、糖尿病とその予備群は2017年度の厚生労働省の発表では約2000万人ですが、実態としては4000万人余という説もあり、罹患率の高さが知られているからです。現在は自覚がなくても、これから年齢を重ねるにあたり、自分も糖尿病になるかもしれない、すでに歯周病かもしれないと想定しておくことは有用だと思われます。

糖尿病とは血液中の糖分の濃度である「血糖値」が慢性的に高くなる病気です。進行すると、合併症として糖尿病性の網膜症（予後不良の場合は失明のおそれ）、腎症（人工透析にいたる）、神経障害（足の壊疽《えそ》）、大血管障害（動脈硬化から心疾患、脳卒中）、末梢血管障害（歩行障害や壊疽）を起こすことで知られています。歯周病はこれらに続いて「第六の合併症」と言われるようになりました。「糖尿病予防は、歯周病予防から」と強調する糖尿病専門医も増えています。

前述の炎症性サイトカインは、血糖値を下げるように働く「インスリン」（すい臓から分泌されるホルモン）の作用を邪魔（医療用語では「阻害」と言います）します。これを「インスリン抵抗性」と呼び、糖尿病の進行度の指標のひとつとなります。糖尿病の人が歯周病を放置する、あるいは歯周病の人が糖尿病を発症すると、インスリン抵抗性が強くなり、放置すると、糖尿病は悪化の一途をたどります。

高血糖だと唾液の分泌量が減る

また、血糖値が高いと尿量が増えて体内の水分が減少するとともに唾液の分泌量が減ることがわかっています。必然的に口の中の自浄作用、抗菌作用が働かず、歯周病の進行が早くなります。さらに、唾液中の糖の濃度も高くなるため、歯周病原菌が繁殖しやすくなります。

近ごろ当院でも、「内科で糖尿病と歯周病だと診断された」、あるいは、「糖尿病予備群なので、歯周病の検査をするようにと指摘された」と、紹介状を持って来院される患者さんが多くなりました。52歳・男性の糖尿病初期で、「タバコはやめられないが、食事のカロリーコントロールをして運動を継続し、まじめに糖尿病外来に通院しているけれど一向に血糖値が改善しない」という患者さんは、糖尿病専門医に「歯周病とタバコが原因では」と言われ、当院でプラークコントロールと抗生物質の投与で治療をしながら禁煙されたところ、3カ月で血糖値も歯周病も目に見えて改善しました。

糖尿病専門医で大阪府内科医会会長でもある福田正博医師は、著書の『糖尿病は自分で治す!』（集英社新書）の一節で糖尿病と歯周病の関連について詳述したうえで、こう書かれています。

自院で糖尿病の患者さんに歯についてアンケート調査をされたところ、「大変気になる結果がありました。（略）歯周病になった経験がある人の64％が、糖尿病の主治医や医療スタッフに『歯周病です』という報告をしていなかったことです」「糖尿病の合併症である歯周病は、単に『口の中の病気』ではありません」「歯科を受診する際には、必ず、糖尿病であることを伝えてください」。

この通り、糖尿病の患者さんの場合は、高血糖であることと内服薬の副作用を考えて、抜歯や根管治療などは不可能なケースもあり、歯科でもかなりの注意が必要です。いまは「糖尿病連携手帳」という、患者の検査や治療、服薬状況などを医師が記録しておき、ほかの病院の受診の際に持参してもらうものがあり、歯科医が記入するページもあります。糖尿病の主治医から無料で入手ができます。

近年、歯周病と糖尿病との関係に関する研究は急速に進んでおり、日本歯周病学会は2014年に「糖尿病患者に対する歯周治療ガイドライン」（改訂第2版）を策定し、また日本糖尿病学会は、２０１６年の「糖尿病診療ガイドライン」に「歯周病治療を推奨する」と明記しました。

歯周病と糖尿病は双方にとって危険因子であるわけです。歯周病や糖尿病がある人だけではなく、予備群や疑いがある場合は、双方の医師に相談して専門のケアを継続していきましょう。歯科の立場から、プラークコントロールをすることで糖尿病は改善し、予防ができること、また、糖尿病が改善すると歯周病も改善することを伝えておきます。

歯周病→動脈硬化→心疾患・脳卒中・脳血管性認知症に

動脈が厚みをまして硬くなり、弾力を失う状態を「動脈硬化」と言います。血流が悪化する、血管がつまる、狭くなる、破れるなどの原因となり、やがて「狭心症」や「心筋梗塞」の心疾患、「脳出血」や「脳梗塞」などの脳卒中といった命に関わる病気をまねきます。

「心筋梗塞」とは、心臓に血液を送る冠状動脈が動脈硬化を起こして血管がつまり、酸素や栄養素が送られなくなって心臓の筋肉が壊死する病気です。「狭心症」はその前段階で、胸部に一時的な痛みや圧迫感が起きる病気です。

同様に、脳の血管が動脈硬化を起こして破れて出血するのが「脳出血」、血管がつまり脳細胞が壊死すると「脳梗塞」となり、これらを合わせて「脳卒中」と言います。心疾患や脳卒中は動脈硬化が原因となるため、総合的に「動脈硬化性疾患」と呼ぶこともあります。そしてこれらは、「脳血管性認知症」の発症につながることはよく知られています。

なぜ歯周病がこれらをまねくのかと言うと、血液にのって運ばれた歯周病原菌やその毒素、サイトカインが血管の内壁の細胞に炎症を起こすからです。そこにマクロファージ（白血球の一種。感染が起きた細胞に移動し、細菌を捕食する）がついて悪玉のコレステロール（脂質の一種）を取り入れるため、血管がつまったり狭くなったりします。

東京大学大学院医学系研究科のチームは2014年に「36〜59歳の男性の5年間の追跡調査で、歯周病を強く疑われる人は、そうでない人に比べて心筋梗塞の発症が2・11倍になった」と報告しています。歯周病原菌が産生する多種の毒素は炎症を遷延化（延び延びになること）させるので、歯周病は慢性化しやすく、放置するとこうした事態をまねくのです。

なお、2018年11月に、国立循環器病研究センター（大阪府吹田市）の脳神経内科と大阪大学大学院歯学研究科、広島大学大学院医歯薬保健学研究科の研究チームが、むし歯・歯周病と脳卒中・認知機能障害との関連を検証する共同研究をスタートさせています。同テーマでの多施設での共同研究は世界ではじめての試みとのことで、歯科と医科の本格的な連携として国内外から期待が寄せられています。

歯周病原菌が肺に直接届いて「誤嚥性肺炎」に

歯周病原菌が血管を通らずに、飲みこむことでのどから直接、臓器に侵入して炎症を及ぼすことがあります。中でも、口から気管→気管支→肺に入って炎症を起こす「誤嚥性肺炎」は高齢者にとても多く、歯科医科ともに医師は特段の注意をはらって治療にあたっています。

日本人の死因では例年、3位か4位に「肺炎」が挙がります。その死に至る肺炎の実態として、誤嚥性肺炎が一定数含まれています。誤嚥性肺炎とは、食べ物や飲み物、唾液を飲みこむときに、食道ではなく誤って気管に入り、気管支を経て肺にいたって細菌が増殖

誤嚥性肺炎の発症経路

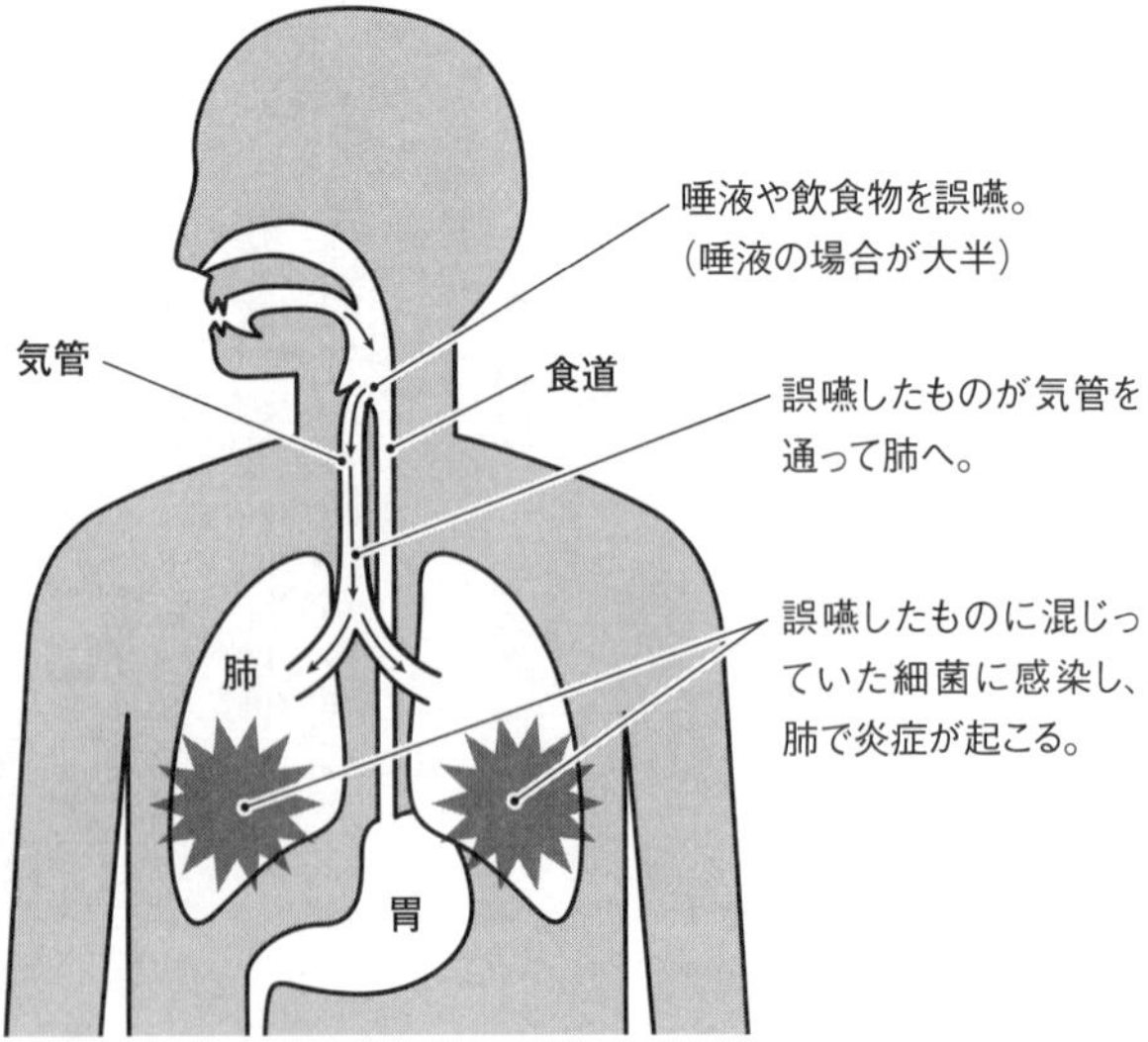
唾液や飲食物を誤嚥。
(唾液の場合が大半)
気管
食道
誤嚥したものが気管を
通って肺へ。
肺
誤嚥したものに混じっ
ていた細菌に感染し、
肺で炎症が起こる。
胃

し、肺に炎症を起こす病気です。

ヒトののどは、呼吸のために空気を通す「気道」と、飲食物を通す「食道」が交差する構造になっています。健康なときは、呼吸をすると空気が気道に入り、食事をすると飲食物が食道に入るように自動調整されています。自動調整とは、食事をすると気管の入り口の「ふた」（喉頭蓋《こうとうがい》）が閉まることを言い、これによって飲食物は食道へと向かうわけです。しかし、ときに、飲食物がのどや胸のあたりでつまってむせることがあるでしょう。あれは、誤って気管に入った飲食物を反射的に出そうとする反応です。

歯周病が進行していると、「唾液が口腔環境を守る作用」よりも「唾液に含まれる歯周病原菌による肺への攻撃」が上回り、炎症をもたらすことにつながります。

若い人や中年世代にも誤嚥性肺炎は増えていると言います。その理由として、子どものときからやわらかいものばかりを食べてきた結果、咀嚼力や嚥下力があまり発達していないことが挙げられます。飲食物や歯周病原菌を気管に飲みこんだとしても、免疫力があれば細菌の活性を抑えることができますが、疲労やストレス、風邪、インフルエンザ、ほかの病気などで免疫力が低下しているときにはそうもいかず、誤嚥性肺炎を発症することがあるわけです。中年以降は、咳き込みやむせる力で誤嚥を防ぐ「咳反射」(咳嗽《がいそう》反射)の機能も低下します。

また、誤嚥に対して咳反射があることを「顕性《けんせい》誤嚥」といい、誤嚥の発生がわかるので、食事を飲みこみやすいものに変える、食事に集中するなどの対処ができます。しかし、「不顕性誤嚥」という、「自覚がないままに発生している誤嚥」が問題です。ごく少量の飲食物や唾液が食事のたびに気管に入る、睡眠中に唾液が入ることも大いにありえます。睡眠中の唾液の不顕性誤嚥は、咀嚼や嚥下に問題がない若い人、健康な人でも起こります。もちろん、入院中や療養中の高齢者には最大の注意が必要です。

誤嚥性肺炎の治療には、主に抗菌薬の内服や点滴を行いますが、それで誤嚥そのものを治すことも改善することもできません。また、誤嚥性肺炎は再発をくり返しやすいという特徴があり、治療を重ねるうちに抗菌薬が効かなくなる「耐性菌」が発生するケースも多くあります。

予防には、歯周病の治療は言うまでもなく、肺炎も歯周病も改善したとしても、日ごろから歯磨きで常に口の中を清潔に保つことと、唾液分泌力、咀嚼力、嚥下力などを向上させるための口腔トレが欠かせません。また、前述の咳反射や、嚥下力に関わる「サブスタンスＰ」という、神経伝達物質の存在がわかっています。サブスタンスＰは口腔に刺激があると分泌され、誤嚥を防ぐように働きます。歯磨き、口腔トレ、よく噛むことはどれも脳に刺激を与え、誤嚥だけではなく次に述べるアルツハイマー病も予防するという理屈を裏付ける物質のひとつでもあります。

歯周病原菌が「アルツハイマー型認知症」の原因に

２０１９年11月に九州大学大学院歯学研究院のグループが、「世界初ヒト歯周病の歯茎で脳内老人斑成分が産生されていることが判明～歯周病によるアルツハイマー型認知症への関与解明の新展開～」と題した報告をして話題となっています。歯周病原菌のP．g．菌（ジンジバリス菌。１９１ページ）を投与したマウスの肝臓で、脳内の老人斑の成分の「アミロイドβ《ベータ》（タンパク質の一種。蓄積するとアルツハイマー病の原因になるとされる。「脳のゴミ」とも呼ばれる）」が産生されていることを発見したというニュースです。

海外でも国内でも、先行の研究では、歯周病と認知機能低下との相関性は報告されていました。「アルツハイマー型認知症の人の脳でP．g．菌がたくさん検出されたため、この菌が脳に炎症を起こして認知症の悪化をまねいていると考えられる」というものです。そして今回の九州大の研究成果からは、その詳細なメカニズムを解明する道筋が見えてきたと言われます。

また、かねてから、「残存歯数」と肺の機能低下や糖尿病、筋力、聴力、栄養失調との関係については知られていましたが、最近では、認知症の進行過程である脳の萎縮との関係もわかってきています。アルツハイマー病の症状として、脳の「海馬」という短期記憶に関与する部位の萎縮が知られていますが、その海馬付近の「側頭葉」や、知性や理性などを司《つかさど》る「前頭葉」の体積の減少が認められるという画像診断による報告もあります。

さらに、噛む力と脳の働きとの関係も報告されています。噛む力が低下すると記憶に障害が発生しやすいという医学的報告はいくつもあり、咀嚼力を維持すること、よく噛んで食べることが認知症の予防につながるという可能性を指摘しています。

「脳血管性認知症」は、前述の通り、動脈硬化による脳血管性障害が原因である場合が多く、歯周病との関係性がかねてから認められています。口腔衛生と脳の障害の因果関係について、成果が得られる日も近いでしょう。いま医療界では、糖尿病や誤嚥性肺炎、認知症などの予防には歯科が前に立てと言われはじめています。

口腔ケアでインフルエンザを予防する

インフルエンザの予防法として、予防接種、手洗い、うがい、加湿などが奨励されています。しかし、歯科医の観点では、うがいよりも、歯磨きと口腔トレによるケアのほうが有用です。日本歯科医師会は、運営する「日歯8020テレビ」（歯と口の健康情報サイト）で「インフルエンザ予防と歯周病菌」という動画を公開して、そういったことを啓発しています。

インフルエンザは周知の通り、インフルエンザウイルスの感染によって起こる病気です。鼻の奥やのどの粘膜の細胞からウイルスが侵入して発症します。

日ごろ、これらの粘膜は唾液などの粘液に覆われてウイルスや細菌を防御しています。しかし、歯周病原菌が放出するタンパク質分解酵素の「プロテアーゼ」などがそれらの粘膜を溶かし、インフルエンザウイルスが侵入しやすくなるのです。すると、細胞壁がこじ開けられてウイルスが入り込み、仲間を増やします。そして別の酵素の「ノイラミニダーゼ」が周囲の細胞へと大量のウイルスを放出すると言われ、感染が気管へと拡大していきます。

困ったことに、歯周病原菌は、抗生物質の薬で撃退や除去ができず、免疫細胞でもやっつけることができません。また、歯周病原菌が多いと、インフルエンザ治療薬のタミフルやリレンザの効き目を低下させることもわかっています。さらに、「歯周病原菌がある人ない人では、インフルエンザウイルスの増殖はある人の方がはるかに多い」という研究結果や、「介護施設で口腔ケアを受けていた人は、インフルエンザの発症率が大幅に減少した」という報告が数多くあります。

つまりインフルエンザの予防には、毎日の口腔ケアで細菌の数を減らすこと、口腔を清潔に保つことが有効となり、重要だと言えるのです。

ここでそのケアのコツを伝えておきましょう。第四章で伝えた通り、細菌がもっとも増殖するのは唾液の分泌が減少する睡眠中です。起床直後はプロテアーゼなども口腔に充満して高濃度になっています。そしてそれらの口腔細菌は歯の表面のほか、舌の上や、頬の内側、歯ぐき、のどの粘膜にも多く存在しています。

そのため、起きたらすぐに水で2〜3回ほど口をすすいでほしいのです。このとき、のどもとまでガラガラとうがいをすると、のどの粘膜に菌が付着する可能性があるため、それはしてはいけません。まずは、口だけをすすぐようにしてください。その後、歯磨きとのどのうがいをしてほしいのです。

この起床後すぐの口腔ケアをせずに朝食をとると、歯周病原菌などが大量にのどに付着します。さらに、インフルエンザウイルスがそこにくっつくと、呼吸とともに気管から肺へ吸い込まれ、感染を促します。

また、歯垢には、肺炎の原因菌としてもっとも多く、副鼻腔炎や中耳炎の発症にもかかわる肺炎球菌や、食中毒や皮膚感染症、肺炎などの原因となる黄色ブドウ球菌などの細菌も含まれていると見られ、研究が進んでいます。新型コロナウイルスの解明も時間の問題と思われますが、いずれにしろ、口腔が不潔であるとインフルエンザ、風邪、気管支炎、肺炎などの感染症をまねくことは間違いありません。

歯周病原菌が「大腸がん」を発症、悪化させる

国立がん研究センターによる「2018年のがん統計予測」の部位別がん罹患数予測で(男女合計)第1位、部位別がん死亡数予測で(男女合計)第2位となるのが「大腸がん」です。その対策は世界的に研究が進んでいますが、2018年6月に横浜市立大学学術院医学群の研究グループが「大腸がんの発症に、歯周病原菌が関与している」という研究結果を報告しています。

原因となる歯周病原菌は「フソバクテリウム・ヌクレアタム」です。ほかの研究と考え合わせると、この菌は腸内にも存在するものの、感染ルートは口腔からであること、口からのどを通って直接的に腸管に入り込むこと、免疫細胞の作用を邪魔して大腸がんを悪化させること、そして口腔ケアが大腸がん予防につながる可能性などを示唆しています。

ここでひとつ問題が生じます。これまでは、「食事とともに口腔内常在菌（悪玉・善玉を含む）を飲みこんだ場合、胃から分泌される胃酸で殺菌される」と言われていましたが、実際には腸まで到達しているというのです。誤嚥性肺炎のように、食べたものや唾液が「誤って気管に入る」のとは違い、問題なく食道から胃を通過して、歯周病原菌が腸にまで届くケースがあることがわかってきています。つまり歯周病原菌は、気管からも食道からも体に入り込んでいくというのです。

この発表の以前から、歯周病原菌の親玉であるP.g.菌が、口腔だけではなく、胃液中にも存在することを発見したという報告がいくつかありました。P.g.菌は、胃酸で死滅せずに生き残りながら消化器官を巡っていると推定されるわけです。今後は多種の歯周病原菌によるすべての消化器官への影響が明らかになってくると予想されます。

消化器官の最初の入り口は「口」です。腸内フローラをコントロールするのは口腔フローラかもしれません。口腔ケアを重要視する意味、目的は全身に及ぶのです。

歯周病が「メタボ」を後押しする

「メタボリックシンドロームの人は、そうでない人に比べて歯周病のリスクが1・5倍になり、また悪化しやすく、一方、歯周病があるとメタボを悪化させる」ことも、近年の多くの研究結果からわかっています。メタボとは、内臓脂肪型肥満と、動脈硬化の危険因子である「高血圧・高血糖・脂質異常」のうちふたつ以上の症状がある場合に診断される病気です。メタボの人とそうでない人を比べると、心筋梗塞など心疾患のリスクは10倍以上になると言われています。

そして、メタボで内臓脂肪が蓄積すると、アディポサイトカインという物質が脂肪組織から分泌され、歯周病による炎症を悪化させてさらに動脈硬化を促進します。メタボと糖尿病もその関係性は深く、前述の通り歯周病があると糖尿病を悪化させるので、「メタボであると、歯周病、糖尿病とも悪化させる」ことになります。トリプルパンチです。メタボの人はもちろん、予備群の人はすぐに歯周病治療を開始してください。

歯周病と「骨粗しょう症」「腎臓」「関節リウマチ」

歯周病で骨がスカスカになるとは、考えにくいかもしれません。「骨粗しょう症」は骨密度が低下して骨が折れやすくなる病気です。とくに女性は40歳ぐらいから女性ホルモンのエストロゲンの減少によって骨密度の低下が顕著になり、高齢になるほどその傾向が強くなることがわかっています。

その理由はこうです。骨は古い骨が破壊される「吸収」と、新しい骨をつくる「形成」がバランスを取り合って「骨代謝」をくり返して強度を保っています。

骨の吸収を抑制しているのはエストロゲンで、これが減少すると、骨を形成するよりも吸収する量のほうが増えて、徐々に骨そのものがもろくなっていくからです。この骨代謝には、歯周病による毒素のサイトカインが影響して進行を早めることもわかっています。

そして、全身の骨密度が低くなるということは、歯の土台である歯槽骨も弱くなり、歯周病の進行が早まります。

また、骨の素材となるカルシウムの吸収を助けるビタミンDを活性化するのは腎臓です。そのため、腎臓の状態が悪いと歯周病を発症、悪化させます。それに腎臓は血液をろ過して老廃物を尿として排出する役割があります。この機能が低下すると、免疫力が下がってさまざまな細菌に感染しやすくなり、歯周病を発症し、逆に、歯周病原菌の毒素が腎臓の血管に入り込むと腎臓の機能に悪影響が及びます。

関節リウマチは、免疫異常で関節に炎症が起こり、腫れや痛みを伴う病気です。歯周病によるサイトカインはこの関節の炎症を促進し、重症化させます。関節リウマチの発症に関わることもあります。また関節リウマチがある人は、歯周病になりやすいという関係もあります。

以前から歯周病との関係が指摘される「心内膜炎」「早産」

「感染性心内膜炎」という病気があります。心臓の内側を覆う「心内膜」や、心臓の拍動に合わせて開閉する「心臓の弁膜」が細菌に感染して炎症を起こします。38度を超す熱が続き、全身に細菌の感染が生じる敗血症をひき起こし、心不全を発症する重篤な病気です。

この感染症の要因として、およそ半数が抜歯などの歯科治療や歯周病原菌が関わるということが以前から知られています。

もともと心臓に障害がある、人工の弁やペースメーカーをつけている場合は血流の乱れや心内膜がもろくなっていることもあるため、とくに口腔の状態には注意が向けられています。心臓病がある場合は、歯科治療を受ける際に必ず、双方の医師に伝えてください。

また、歯周病との関係でよく知られていることに、「妊婦に影響を及ぼす」ことがあります。妊娠中はホルモンの関係で「妊娠性歯肉炎」にかかりやすく、歯周病原菌や毒素が血液中に入り込むと胎盤や子宮に運ばれて、「早産」や「低体重児出産」のリスクが歯周病がない人に比べて高くなります。妊娠中はつわりなどで歯磨きがつらい場合が多く、治療や日ごろの口腔トレーニングで唾液の分泌を増やす歯周病予防が重要になります。

第八章　新しく健康保険が適用された歯周病、むし歯の治療

歯周病の治療はポケットの掃除から

歯科医になって45年余が経ちますが、この間、常々「歯の治療は痛い、つらいから歯医者にはできるだけ行きたくない」と訴えられる患者さんがとても多いと感じてきました。しかし歯や歯ぐき、口腔トラブルの治療や薬、素材は近ごろでは飛躍的に進歩を遂げており、久しぶりにむし歯の治療で受診した方は、「10年前の治療の記憶とは別の世界と思うほど、楽になりましたね」などと、異口同音に驚かれます。

そこで本章では、ここ数年で健康保険が適用され、治療を受けやすくなったむし歯や歯周病の治療法、新薬や機器、また歯科の新しいトピックスなどをご紹介します。どれも患者さんにとって朗報で、とくに「歯医者嫌い」の方には注目していただきたい情報です。第二章で紹介した口腔トレーニングをしながら、読み進めてください。

ある朝、初診の63歳の男性が、「朝起きていつも通りに歯を磨いていたら、急に歯が抜けた！」と、顔面蒼白《そうはく》で抜けた歯を手に持って来院されました。問診すると、「歯医者が苦手で、もう20年以上、行ったことがない」とのことで、その抜けた歯はやはり歯周病の末期の結果でした。1本の歯を重症になるまで放っておいた場合、その両隣の歯にも影響があることがほとんどですが、この患者さんもその通り、周囲5本の歯の歯槽骨が溶け始め、歯はグラグラで、何らかの刺激があればいつ抜けてもおかしくない状態でした。この方には歯周病の脳と体への影響について、時間をかけてお伝えし、自覚していただくまで説明してから治療に入りました。

歯周病の治療ではまず、歯周ポケットの深さを計測します。ポケットプローブというメモリのついた器具を歯1本につき、4~6か所の歯周ポケットに差し込んで測り、同時に出血や膿がないか、グラグラしないかなどの動揺度も調べます。また、X線やCT（コンピュータ断層写真）撮影で歯の形や歯槽骨の状態を確認します。

同時に、「嚙み合わせ」の検査をします。第七章で述べたようにこれが重要で、歯周病の進行には、嚙み合わせが大きく影響します。嚙み合わせは、歯の嚙む面、根、咀嚼のクッションとなる歯根膜、歯の土台の歯槽骨まで、物理的に大きく影響を与えています。嚙み合わせのバランスがよくないと、歯周病を悪化させることになります。「歯ぎしり」や「食いしばり」がある場合も同様で、生活習慣改善アドバイスやあごの体操、夜間にはマウスピースを装着してもらいながら様子を見ることもあります。

歯周病がどの段階でも、治療のスタートはプラークコントロールです。ネバネバした歯垢や硬くなった歯石は、日ごろの歯磨きでは落とせません。そこで、第六章でも紹介した、「スケーラー」などの機器を使って取り除きます。

スケーラーで歯周ポケットや歯の表面の汚れや歯石を除去することを「スケーリング」と呼びます。カリカリと歯石を削り落とす処置です。歯周病の初期の場合は、何度かのスケーリングと生活習慣の改善で歯肉は健康を取り戻すことが可能です。しかし、やや進行している場合は、歯周ポケットの奥の歯石を除去するためのキュレットスケーラーや超音波スケーラーという器具を使って歯石などをかき出します。次に、汚染したセメント質を除去し、歯根面をなめらかに整える「ルートプレーニング」と呼ぶ処置を行います。歯石や汚れの再付着を予防し、歯周ポケットを健全な状態に回復する目的があります。

健康保険適用になった新薬による「歯周組織再生療法」

スケーリングなどの処置でも炎症がおさまらない進行した歯周炎では、「フラップ手術」

という外科手術を行います。局所麻酔をして歯肉を切り開き、歯根面を露出させた状態でスケーリングやルートプレーニングを行い、歯周ポケット底から汚れを除去します。その後は歯肉をもとに戻して縫合する手順です。

歯槽骨まで破壊が及んでいる場合でもあきらめないでください。もとの健康な状態に戻す治療が可能です。「歯周組織再生療法」といい、いくつかの方法があります。歯肉と歯根膜の間に人工の保護膜「GTR膜」を挿入して歯肉を縫合する「GTR法」、豚の歯胚《しはい》から精製したタンパク質の「エムドゲインゲル」を歯槽骨の穴に塗って骨の再生を促す「エムドゲイン法」、さらに、世界初として大阪大学などの研究機関で開発されたヒト由来の「リグロス」という、2016年に販売開始された薬品を使用する療法があります。リグロスは細胞を活性化させて歯根膜、歯槽骨を再生する薬で、治療法はエムドゲイン法と同じです。

エムドゲイン法の治療は日本では1998年からスタートしており、世界で現在までに300万人余の患者さんが活用したと言われる中で副作用の報告がなく、研究論文も多く、安全性が高いとされています。ただ、現在のところは自費診療で、1本あたり3～20万円の自己負担が必要です。

リグロスによる療法は、歯周ポケットが4㎜以上で、歯槽骨が溶けて骨欠損が3㎜以上という条件付きながら、2017年4月から健康保険が適用となりました。「精密検査」+「フラップ手術」+「歯周組織再生療法」などで3割負担の場合は1本あたり1〜2万円です。どちらの療法も1本だけの治療とはいかないケースが多いのですが、歯周病は多くの人がかかる感染症であるため、従来の費用を考えると負担が軽くなって治療を積極的に考える患者さんが増えるようになった意義は大きいと思われます。

なお、歯周病は専門性が高い分野で、手術などの処置は一般の歯科医院ではできないことが多くあります。かかりつけの歯科で紹介状を書いてもらうか、医療機関を探す場合は日本歯周病学会の認定医・専門医の名簿を参考にしてください。

むし歯の治療で広まる健康保険適用の「白いつめ物」

むし歯の治療で「削られるし、つめ物やかぶせ物の銀歯が嫌だ」と言う人も多くいます。しかし近年、その治療法は一変しています。治療した歯のつめ物、かぶせ物が「白い」ものになること、それも健康保険適用の範囲でと、患者さんも歯科医も長い間希望していました。ようやく、数年前に新しい素材が誕生し、いまでは浅いむし歯のつめ物やかぶせ物も、「白い」もので健康保険適用の治療ができるようになっています。まず、できるだけ歯を削らない「ミニマルインターベンション（MI）」という「最小侵襲」の概念の時代になりました。

その一環でむし歯の治療も変容を遂げました。以前は銀歯などの金属を型取りしてからつめていましたが、現在は、進行度が「C2」までであれば、白い色で樹脂製（プラスチックにセラミックを混ぜている）の修復用素材の「コンポジットレジン（CR）」をつめる「CR接着修復法」と呼ぶ治療になっています。

むし歯の部分を必要最小限だけ削ってから、特殊な歯科用接着剤を使って、削った部分にだけ、ペースト状のコンポジットレジンを注入します。ちょうど、小さな穴に文房具のノリや接着剤をつめるような作業をイメージするとよいでしょう。その後、コンポジットレジンの上から、ライトの種類にもよりますが、特殊な光を3～10秒ほど照射します。すると瞬間的に固まり、違和感なく歯に充塡されます。これを削った部分の範囲に応じて何度かくり返し、もとの歯の形状になるまで修復していくのです。
コンポジットレジンのメリットを次に挙げておきます。

- 歯を削る部分が少なくてすむ。
- 歯と接着剤とコンポジットレジンの3層構造で歯が強化されて頑丈になる。
- 色は真っ白ではなく、患者さんの歯の色に合わせて選べる。
- 修復箇所が一見ではわからず、金属より審美性に優れている。
- 削ってすぐにつめるので、治療時間が1時間以内、1回ですむ。
- 酸蝕歯、強い歯磨き、食いしばり、歯ぎしりなどですり減った歯の治療にも使える。
- ぽろっとはずれる（脱離）といった事例は報告が少ない。
- 「二次むし歯」になっても再修復が簡単にできる。
- 一般の歯科で導入されていて手軽に利用できる。
- 象牙質知覚過敏の歯を削らずに被覆して保護することができる。
- 歯周病でグラグラ動く歯（動揺歯）を、一時的に隣の歯と固定することができる。

・むし歯や歯のすり減りは、健康保険適用で3割負担の場合、1本1000～2000円ほどと費用負担が軽い。

どうですか。患者さんにとってのメリットが目白押しではないでしょうか。コンポジットレジンはもちろん、接着剤も品質の進歩が目覚ましく、こういった治療が可能になりました。「むし歯があるけれど、長く歯科から足が遠ざかっている」という皆さん、「歯医者に行ってよかった」と思っていただける時代になっています。コンポジットレジンで治療ができる浅いむし歯の間にぜひ受診してください。

奥歯のかぶせ物も健康保険適用で白く

健康保険適用によるむし歯治療でかぶせ物をする場合、これまで、あまり目立たない奥歯には銀色の金属を使用してきました。一般に「銀歯」と呼ぶ補綴物《ほてつぶつ》で、耐久性に優れるなどのメリットと、見た目がよくない、金属アレルギーをひき起こす可能性があるなどのデメリットがさまざまにありました。

そこで登場したのが、「CAD《キャド》／CAM《カム》冠」と呼ばれる、プラスチックとセラミックを合わせた素材（ハイブリッドレジン）の「白いかぶせ物」です。この名称は、デジタル技術による「設計＝CAD」と「加工＝CAM」「かぶせ物＝冠」に由来します。そしてその名の通り、歯の形をパソコンにスキャンしたデータを用いて、ハイブリッドレジンのブロックから、CAD／CAMという機械で歯の形を削り出してつくるかぶせ物です。

従来の歯科補綴物は、歯科技工士が手技でつくっていましたが、CAD／CAM冠はデジタル技術のため、手技よりも形態や強度、審美性が均一で安定したものになります。

従来の白いかぶせ物の選択肢としては、硬質レジンジャケットやセラミック冠がありますす。前者は耐久性で銀歯に劣って変色しやすく、後者は健康保険の適用はなく自費診療で、歯の場所により1本あたり4～10万円が相場です。

CAD／CAM冠は2009年に先進医療として認められてから、2014年にまず、口を開けたときにやや目立つ第1・2小臼歯（糸切り歯の奥隣とその奥隣の歯）で健康保険が適用となりました。次に、2016年には金属アレルギーの患者さんには大臼歯（親知らずを含めた3本の奥歯）が、その後2017年には金属アレルギーがない人で上下左右の

4本の第2大臼歯（親知らずを含めて奥から2番目の歯）が揃《そろ》っている場合に下の第1大臼歯（親知らずから3番目の歯）に、2020年4月からは上の第1大臼歯にも健康保険が適用されるようになりました。

4本の第2大臼歯が揃っているという条件には、噛み合わせたときに過度の圧力が第1大臼歯にかからないように、という意味合いがあります。

歯の名称

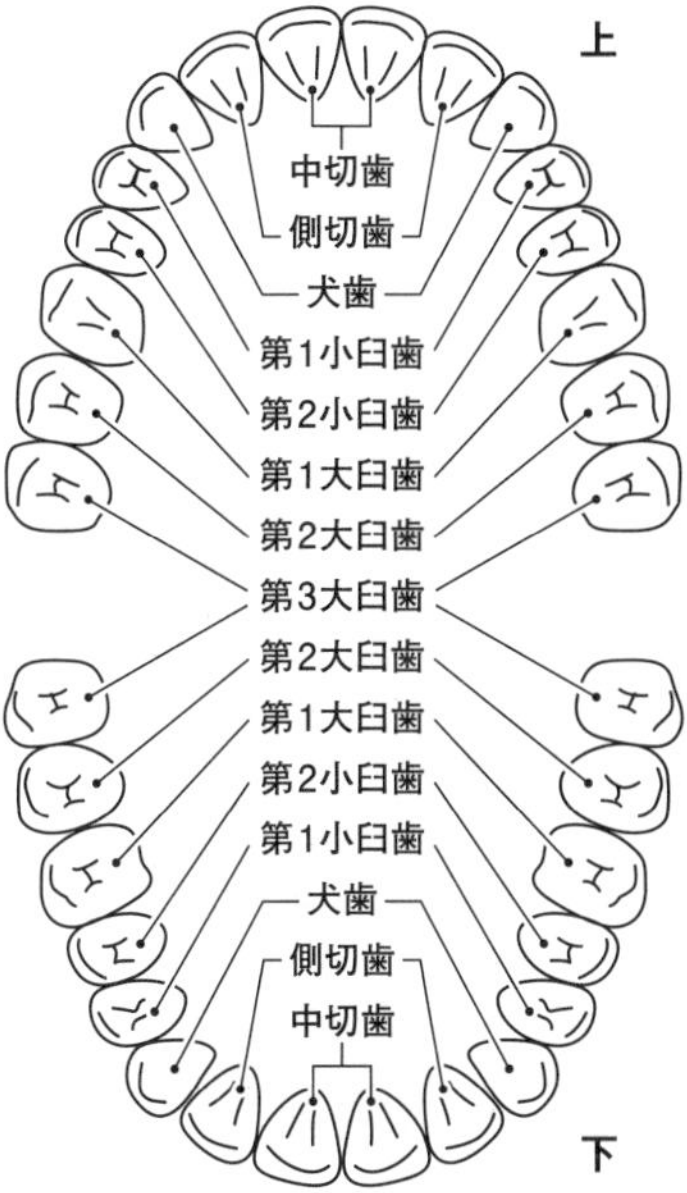

治療費は3割負担の場合で、1本あたり約6000円、型取りを入れると約9000円です。銀歯は約4000円、型取りを入れると約5000円とCAD／CAM冠よりも負担が軽いですが、白いかぶせ物で治療時

間が短縮できること、自費診療のセラミックの値段との比較で、患者さんにとってのメリットは大きいと考えられます。

ただし、銀歯など金属冠に比べて強度は低いので、ぽろっとはずれる例も見られます。そのときは再装着が可能な場合が多いので、捨てないで歯科に持参してください。また、強度を保つために冠の厚みが必要なので、金属冠よりも自分の歯を多く削ることになるという欠点もあります。さらに、日ごろから歯ぎしりや食いしばりが顕著な人には適合しません。いずれにしろ現在の歯の状態を含めて、歯科で相談してください。

なお、前歯は現在、CAD／CAM冠の健康保険適用はありません。従来左右の犬歯、中切歯《ちゅうせつし》、側切歯《そくせつし》の6本に「硬質レジン前装冠」という、表面はレジンで白く、裏面は金属の素材が健康保険適用で使われており、1本あたり約9000円です。

もうひとつ注目の技術があります。それは、かぶせ物をつくる際の型を取る作業にデジタル化が進んでいることです。歯の型取りには長くピンク色のガムのような印象材が用いられ、「口に粘土を入れられているみたい」という意見を耳にしてきました。不快な思いをされた方も多いでしょう。

それが近年、印象材を使わずに画像データでコンピュータに取り込む「口腔内スキャナー」（光学印象・デジタルスキャンとも呼ぶ）を使用する技術が広がりつつあります。棒状の機器を口の中に入れて2〜3分動かすだけで、高速に高精度な歯型の撮影ができるのです。後述のCTと併用すると、口腔トラブルの治療に多彩な応用が可能になります。これはまだ健康保険が適用されていないので一般の歯科医院では普及率は低いのですが、近いうちに保険適用となってこの技術は広がるでしょう。そうすると患者さんの苦痛、不快感は減り、CAD／CAM冠と合わせて制作期間の短縮、見た目の快適さにつながります。

つらい根管治療を最新機器の健康保険適用で受診できる

この章の冒頭でも述べた、「歯医者が嫌いだ。苦手だ。行きたくない」とおっしゃる患者さんにその理由を聞いてみると、ひとつには、「根っこの膿の治療がつらい。何度しても再発する」ということがあります。

日本の歯科における根管治療は、技術的にも意識的にも欧米に比べて遅れていると言われてきました。しかし現在は、新しい機器の登場や専門医の奮闘で、患者さんにとって衛生的で、時間的にも費用面でも負担が軽く、再発が少ない治療が可能になっています。

根管治療は「歯内療法」とも呼び、歯の神経や歯根膜が細菌に感染して膿やガスをため、歯ぐきが腫れる、強い痛みがある、周囲の歯周組織に炎症が及ぶなどの場合に行います。リンパ節まで腫れる、痛くて眠れないなどのつらい経験をした人も多いでしょう。具体的には、感染した神経をきれいに取り除く（抜髄）、神経がすでにない場合は根管内部を慎重に注意深く清掃消毒をする、または、根管内より外に排出された膿を取り除き消毒をするなど、歯根膜の炎症を鎮める一連の治療を言います。

そもそも根管は直径1㎜以下の極細で、カーブを描いていて、患者さんによっては横に広がる、1本ではなく数本あるなど、非常に複雑な形状をしています。しかも、その姿形は医師からも目には見えません。小さな歯の中のさらに細い穴の暗闇の場所を手探りで治療を行います。患者さんの唾液や隣の歯の細菌などが入り込まないように細心の注意もはらわねばなりません。

この根管治療において、歯髄の中を20倍ぐらいにまで拡大して見ることができる「マイクロスコープ」が導入されつつあります（現在は自由診療）。これは医療用の顕微鏡のことで、心臓外科や脳外科の手術の際には欠かせない機器です。従来は根管がどこまで伸びているのか、長さは何㎜かなどは医師の手先の感覚や推測で行っていたのが、マイクロスコープによって歯髄の奥深くまで明快に視察することができるようになりました。

さらに、歯科での撮影と言えばレントゲンが主でしたが、近年はCTによる検査法が普及しつつあります。病状によりますが、以下の検査では健康保険が適用されます。難治性の根管治療、根の分岐部に病変がある中重度の歯周病、下あごの骨にある管と接触のおそれがある親知らずの抜歯、あごの骨の嚢胞《のうほう》、変形性顎関節症、歯性上顎洞炎（副鼻腔炎の一種で歯が原因と思われる病気）などです。レントゲン写真ではわかりにくい患部の形態や場所の特定が可能になり、患者さんへの説明にも、立体的画像で病状を一目瞭然に理解してもらえて、お互いに大きなメリットがあります。費用は3割負担で3510円です。

これらは朗報と言えますが、どの治療も難しい症例では何度かに分けて治療すること、前歯や奥歯、その重症度などで費用が違うこと、また、すべての歯科医院がすべての機器を取り入れているわけではなく、現在、一般の歯科医院ではどれも導入していない場合もあります。根管治療が得意な医療機関を探すには、日本歯科保存学会や日本歯内療法学会のHPを参考にしてください。

口腔虚弱の「オーラルフレイル」が全身で最初に始まる

これまでにも述べてきましたが、口腔も体や脳と同様に、加齢とともに機能は低下していきます。いまは「私は歯が強いから大丈夫」と思っている人でも、ある日ふと急な衰えに気づくことがあるでしょう。実は、口腔機能の低下についても健康保険適用になった検査法や治療法があります。それは「はじめに」で少し触れたように、高齢社会の日本が世界に先駆けて口腔ケアを見つめて発信する歯科界の新しいトピックスでもあります。口腔機能が衰えるとどうなるのか、いち早くその事実と向きあい、ケア法を取り入れましょう。

まず、「オーラルフレイル」という口腔に関する新しい概念について紹介します。

第三章で述べたように、「８０２０運動」の成果で、いまや80歳でも自分の歯が20本以上ある人は半数を超えました。運動を開始した１９８９年時点では約７％、平均残存歯数は４〜５本とのことで、当時は歯が１本もなくなって総入れ歯の人は珍しくありませんでした。それから今日までの30年余は歯を残すことに目的がしぼられたのですが、同時に治療の現場では、せっかく残った歯が歯周病などの口腔トラブルに次々に見舞われて悩む人があとを絶ちません。いま、患者さんの願いは、口腔機能を少しでもよい状態に維持することだと感じています。

そのためのキーワードのひとつが、「オーラルフレイル」です。「フレイル」とは、英語の「Frailty（フレイルティ）」が語源の、「虚弱」を意味する医療用語です。医科の老年医学の分野で2014年に新しく、「高齢社会においてはフレイルにいち早く気づき、予防と治療に取り組んで要介護のリスクを回避しよう」という考え方が提唱されました。

歯科ではそれを受ける形で、「口（オーラル）の機能が低下しはじめた虚弱な状態」をオーラルフレイルと呼び、日本老年歯科医学会や日本歯科医師会などが中心となって啓発活動を進めています。フレイルは身体的、精神的、心理的、社会的な虚弱を含みますが、オーラルフレイルはその前段階の口腔の状態を示します。具体的には、口腔の乾燥が主な原因となり、食べ物や飲み物でむせる、滑舌が悪くなった、嚙めない食べ物が増えた、歯が減ってきた、歯周病が悪化しているなど、中年期から複数の不調が起こることを指します。

オーラルフレイルが進む、あるいは放置すると、次には「口腔機能低下症」という、疾患とみなされる状態に進行します。この口腔機能低下症とは、日本の歯科界が世界に向けて提唱する新しい概念で、2018年から原則として65歳以上の人の治療には健康保険での加算が認められています。

全身でとらえた場合、虚弱の順序は、「口腔が健康な状態」→「唾液の分泌量の低下、口の中の乾燥、軽症のむし歯・歯周病など、口腔機能の少しの低下」→「オーラルフレイル」→「口腔機能低下症」→「フレイル（全身）」→「要介護の状態」となります。矢印は、「放置」や「無自覚」を意味します。全身の虚弱もまた、口から始まります。そして、口腔機能低下症までは可逆的な関係であり、セルフケアと歯科での治療次第でその前の段階に戻れるということを覚えておいてください。

「口腔機能低下症」の7つの項目をチェック

ここで、口腔機能低下症という病名について補足をしておきます。これまでに何度も記した「唾液の分泌量の低下」や「咀嚼力や嚥下力の低下」「口腔機能の低下」とは、病名ではなく「症状」のことです。一方で、「口腔機能低下症」という名称は、それらの症状をとらえたひとつの「病名」です。

この口腔機能低下症という病気には、次の7つの症状が定義され、このうち3つ以上が該当する場合に口腔機能低下症と診断されます。ただし、以下に書き添える検査内容については現在のところ、一般の歯科医院ではまだ普及しておらず、大学病院などを紹介されることになります。

いまここで私が伝えたいのは、これらの項目は、自分の口腔の機能の状態を見つめるにあたって有用だということと、どの項目も40歳代からすでに、程度の差はあっても多くの患者さんに見られるということです。感覚的に当てはまることがないかどうか、ご自身で確認をしてください。

1　口腔衛生状態不良…口の中で細菌が増殖した状態。むし歯、歯周病、誤嚥性肺炎などに直結。舌を9分割し、視診にて舌苔の付着程度を計測しスコアを算出して、舌全体の50%以上の付着なら該当する。

2　口腔乾燥…口の中が異常に乾燥している、または乾燥を自覚している状態。口腔水分計を用いて口腔粘膜湿潤度を測定、または唾液量で評価する。

3　咬合力低下…嚙む力が低下した状態。咀嚼力と関係し、残存歯数や口の周囲の筋肉の状態と深く関わる。上下の歯で3秒間嚙んだ感圧シートで咬合力を計算する。

4　舌・口唇運動機能低下…舌や唇を効率よく動かす力が低下した状態。滑舌が悪くなる、食事に時間がかかるようになる。「パパパパパ」と早口で発音してもらい、1秒あたり何回言えるかを計測。同様に「タ」「カ」も調べる。1秒あたり6回以上が理想的だが、高齢者の方は、1秒あたり4回以上であればクリアと考えてよい。

5　低舌圧…舌と口蓋の食べ物に対する圧力が低下した状態。咀嚼や嚥下に支障が出ることに。舌圧測定器（バルーンを舌と口蓋の間で押しつぶす）で最大舌圧を測定する。

6　咀嚼機能低下…咀嚼力、咬合力、舌の運動機能が低下して食事でむせる、食べこぼしがあるなど、オーラルフレイルの症状が悪化した状態。グミゼリーを嚙んだあとの粉砕度もしくは溶出グルコース濃度を測定する。

7　嚥下機能低下…食べ物を飲みこみにくい状態。嚥下スクリーニング質問紙もしくは自記式質問票を用いて評価する。

いかがでしたか。「ここまでではないけど、ちょっと気になっている」という項目があれば、オーラルフレイルを自覚していただき、第二章で紹介した口腔トレと第四章の歯磨きを根気よく実践し、日々の習慣としてください。オーラルフレイルの段階ではセルフケアがとても重要になり、歯周病の予防に直結します。これを機に口腔リテラシーが高まることにもなるでしょう。

舌がん・口腔がんは外から見えるから早期発見できる

最後に、健康保険適用の話題ではありませんが、近ごろ注目されている舌がんについて伝えておきます。タレントさんが舌がんを公表したという報道があってから、当院でも「口内炎が治らない。舌がんでは?」と訴える患者さんが急増しました。実際に舌がんのケースもありました。そのため、ここで少し触れておきます。

舌がんとは舌にできるがんのことで、口腔がんのひとつです。口腔がんとは、舌のほかに、歯ぐきにできる歯肉がん、舌と歯ぐきの間にできる口腔底がん、頰の粘膜にできる頰粘膜がん、上あごにできる口蓋がん、唇にできる口唇がんなどを総称して呼んでいます。

口腔がんと新たに診断されるのは年間で7000人（口腔がん・咽頭がんで2万3000人）、その中でももっとも多いのは舌がんであると多くの医療機関が報告しています。また、国立がん研究センター・がん情報サービスのウェブサイトには、「舌がんは、日本全国で1年間に約4200人が診断されます」とあります。内臓のがんより患者数は少なくて「希少がん」に分類されますが、患者は増加傾向にあり、とくに60代の男性に多く見られます（国立がん研究センター「2018年のがん統計予測」などより）。

舌がんの多くは、扁平《へんぺい》上皮細胞という、舌の表面を覆う細胞から発生します。舌の後ろの3分の1あたりの舌根にできたがんは、分類上、舌がんではなく中咽頭がんになります。

口腔がんは、末期になると大きく腫れてきて表面が破れて痛みが増し、誰しもおかしいと感じるものですが、初期のうちはわかりにくい傾向にあります。口内炎の場合は、5〜10日前後で治癒して徐々に症状がやわらぎますが、次のような症状があればすぐに歯科や口腔外科を受診してください。

□ 口内炎が2週間以上治らない。
□ 粘膜がただれて、「赤」や「白」のできものがある。
□ かたい「しこり」や「腫れ」や「できもの」がある。
□ 入れ歯が当たる部分の傷が治らない。
□ 唇や舌に「しびれ」がある。
□ 舌が動かしにくい。

舌や歯ぐきの一部が角化して白色になり、こすっても取れないような状態を「白板症《はくばんしょう》」、異様に赤くなる、赤い斑点がある状態を「紅板症《こうばんしょう》」と呼びます。将来的に口腔がんに移行する可能性がある前段階の症状（前がん病変）とされています。初期は痛みなど症状がほとんどなく、がん化に数年かかるケースもあります。がん化する前の早めの対処が進行を防ぐことにつながります。

舌がんを含む口腔がんの主な要因は、喫煙と飲酒で、口腔がん全体の80％は喫煙習慣が原因とされています。飲酒だけでも口腔がんを発生する危険性は高まりますが、喫煙と飲酒の両方の習慣がある人では、より危険性が高まることがわかっています。また歯の不適合な修復物や、欠けた歯で粘膜に刺激が生じることも、がんの前段階や、誘発因子になります。

さらに、口腔がんとは別の病気で、最初は口内炎と思っている人がほとんどだという「扁平苔癬《たいせん》」にも注意が必要です。現在まだ原因不明で、なかなか治らない難治性の慢性炎症性疾患であり、口内炎らしきものが頰の粘膜に左右対称にできることや、舌、唇にできることもあります。

なお、口腔がんは現在、市町村など公的機関による定期検診が実施されていません。国が推進する市区町村実施のがん検診の項目に入っていないからで、皮膚がん、すい臓がんなどほかにも検診が実施されていないがんはあります。昨年から検診への問い合わせや希望する市民が増えたことなどで、独自に実施する自治体も出てきましたが、まだ全国的にはごく一部です。

そのため、次に述べる歯科の定期検診のときや、むし歯や歯周病などほかの病気で歯科を受診したときに偶然発見されるというケースが少なくありません。

口内炎、口腔がん、扁平苔癬は一般の人には見分けがつきにくいと思われます。ただ、舌がんは舌の脇（辺縁）にできることが多く、内臓と違って外から見える場所なので、早期発見が不可能ではありません。「口内炎か口腔がんか」と迷う場合は、10日〜2週間をめどにして、前述のチェック項目を参考に、気になる症状があるときはどうか早めに歯科か口腔外科を受診してください。

歯科医院での健康保険適用の「定期検診」がもっとも有用

これまでにもたびたび触れてきましたが、むし歯と歯周病は口腔の二大感染症であるため、その予防には、セルフケアと合わせて、歯科医院での定期検診を受けることが必須です。口腔トラブルの対応は初期にするべきだということは十分におわかりいただけたと思いますが、その実、初期は、自分では気づかないことばかりという一面があります。

一方、早期に処置が完了して、もとの歯や健康な口腔を取り戻せた人の大半は、「歯科医院での定期検診で発見されたから」という多くの疫学調査での結果があります。「歯科で定期検診を受けている人は、20～39歳、40～49歳、50～59歳、60歳以上の各年代とも失う歯が10年間で1本程度。一方、痛みがあるときだけ歯科を受診する人は、10年間で60歳以上では失う歯が10本以上」という調査のほかにも、年間にかかる医療費の差など、歯科検診を定期的に受けたほうが全身の健康にとって有用だという報告は数多くあります。これだけでも、歯科で検診とクリーニングを受けることがいかに重要かがわかるでしょう。

歯科検診では、「むし歯のチェック」「歯周病のチェック」「噛み合わせのチェック」「口腔がんのチェック」「口腔の外傷のチェック」「歯石除去のクリーニング（スケーリングなど）」「ブラッシング指導」などを必要に応じて行います。費用は健康保険適用で、3割負担の場合で2000～3000円前後です。理容院、美容院に行く感覚で、3カ月に1回、少なくとも半年に1回は利用してください。必ず10年後に、「定期検診に行っておいてよかった」と思われるでしょう。セルフケアや定期検診が面倒だと思われたときには、5年後、10年後の近い将来のご自身の口の中を想像してみてください。唾液の分泌量は減り、これまで述べてきたむし歯、口内炎、口臭、歯の黄ばみ、オーラルフレイルなどのトラブルに次々と見舞われることになりかねません。そして体と脳への影響も多大になっていきます。

生きることに必要なすべてのもの、また毒となるものも口から入ってきます。いますぐに口腔のセルフケアを毎日実践し、プロのチェックを忘れずに受けて、健「口」から全身の健康を維持する愉快な将来をつくっていきましょう。

おわりに

口腔コンプレックスを自覚し、唾液の分泌を促してフローラを維持しよう。それをお伝えしたくてここまで述べてきました。

社会が広く口腔ケアに注目をしはじめたのは、1995年の阪神・淡路大震災がきっかけだと言われています。多くの方が震災の関連で肺炎に罹患され、命を落とされた方もいらっしゃいました。その肺炎の原因は、「口腔の衛生状態の悪化」「極度のストレスによる免疫力の低下」という医学的な報告が複数あります。その後の災害の際には口腔ケアが重要視され、本文で触れた誤嚥性肺炎の予防を主な目的として、被災者の皆さんによるセルフケアと歯科医科をあげての治療が実践されています。その結果、肺炎の発症率は抑えられたという報告もあります。

全身の健康を築く口腔のケアは、災害時やほかの病気のときには命を左右することがあるのです。ご家庭で用意されている非常用持ち出し袋には、人数分の歯ブラシや洗口剤、歯磨きシートをぜひ入れておいてください。

その後、本文でいくつか紹介したように、多くの研究によって、「口腔の情報は全身に伝わり、全身の情報は口腔に伝わる」という報告が続いています。どれも、「患者さん自らの手による口腔ケアの重要性」を後押しするものです。歯科の研究は医科に比べて遅れをとってきましたが、歯周病原菌の正体や実態が解明されるにつれて、「すべての不調は口から始まる」ということが証明されつつあります。

それらの新しく発見された事実を知ることは、5年後、10年後の自身の口の中を見通す機会にもなるでしょう。また、いまの自身と、親や身内など親しい人の口腔の状態を確認するきっかけともなり、いずれも放置すると近い将来に大変に後悔するだろうことも伝えています。口から始まるのだから、口をケアすれば全身の病気も防げるのです。口は健康への門です。

最後までお読みいただいた皆さま、多くの発見をくださった当院の患者の皆さま、本当にありがとうございました。ぜひ日々の習慣に、口腔トレと歯磨き法をお続けください。

このたび、出版の機会を与えてくださった集英社の金井田亜希さん、また、企画・構成・編集を担い、30年来の患者さんで治療のたびに質問を続けてくださった株式会社ユンブルの朝日奈ゆかさんはじめ、同社の岩田なつきさん、藤原椋さんらスタッフの皆さんのご尽力に、心よりお礼申し上げます。

そして、本書の仕上げまで根気よく引っ張ってくれた当院の事務長で妻の江上浩子、いつも診察に全力で取り組む医師、歯科衛生士、スタッフにこの場を借りて感謝を伝えます。

本書が皆さまの口腔フローラを維持する一助となることをお祈りしております。

２０２０年４月吉日

江上一郎

企画構成　朝日奈ゆか／岩田なつき／藤原椋（株式会社ユンブル）
図版作成・レイアウト　MOTHER

江上一郎（えがみ　いちろう）

一九四七年生まれ。歯学博士。江上歯科（大阪市北区。歯科、歯科口腔外科、口臭外来、予防歯科、小児歯科）院長。専門は口腔衛生・歯科口腔外科。日本歯科医師会会員。日本口腔衛生学会永年会員。日本口臭学会口臭認定医。日本糖尿病協会会員。大阪市学校歯科医会北区大淀支部長。日本学校歯科医会歯科校医永年勤続表彰。「口腔は全身の健康の玄関」「口腔ケアのカギは唾液」を掲げ、地域医療、自治体や学校、メディアで口腔ケアを啓発する。

すべての不調《ふちょう》は口《くち》から始《はじ》まる

集英社新書一〇二〇Ｉ

二〇二〇年五月二〇日　第一刷発行

著者……江上《え がみ》一郎《いち ろう》

発行者……茨木政彦

発行所……株式会社集英社

東京都千代田区一ツ橋二−五−一〇　郵便番号一〇一−八〇五〇

電話　〇三−三二三〇−六三九一（編集部）
〇三−三二三〇−六〇八〇（読者係）
〇三−三二三〇−六三九三（販売部）書店専用

装幀……原　研哉

印刷所……凸版印刷株式会社

製本所……加藤製本株式会社

定価はカバーに表示してあります。

ISBN 978-4-08-721120-7 C0247

Printed in Japan

a pilot of wisdom

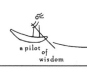